首都经济贸易大学出版资助

基本公共服务均等化与 农村公立医院 医生工作激励研究

董香书　著

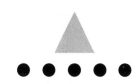

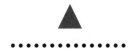

首都经济贸易大学出版社

Capital University of Economics and Business Press

·北 京·

图书在版编目（CIP）数据

基本公共服务均等化与农村公立医院医生工作激励研究/
董香书著 . -- 北京：首都经济贸易大学出版社，2021. 10

ISBN 978 - 7 - 5638 - 3189 - 0

Ⅰ. ①基… Ⅱ. ①董… Ⅲ. ①农村—医疗卫生服务—研
究—中国②农村—医院—激励制度—研究—中国 Ⅳ. ①R127
②R197. 322

中国版本图书馆 CIP 数据核字（2021）第 205250 号

基本公共服务均等化与农村公立医院医生工作激励研究
JIBEN GONGGONG FUWU JUNDENGHUA YU NONGCUN
GONGLI YIYUAN YISHENG GONGZUO JILI YANJIU

董香书　著

责任编辑	彭伽佳
封面设计	风得信・阿东 FondesyDesign
出版发行	首都经济贸易大学出版社
地　　址	北京市朝阳区红庙（邮编 100026）
电　　话	(010) 65976483　65065761　65071505（传真）
网　　址	http://www.sjmcb.com
E- mail	publish@cueb.edu.cn
经　　销	全国新华书店
照　　排	北京砚祥志远激光照排技术有限公司
印　　刷	唐山玺诚印务有限公司
成品尺寸	170 毫米 ×240 毫米　1/16
字　　数	205 千字
印　　张	13. 75
版　　次	2021 年 10 月第 1 版　2021 年 10 月第 1 次印刷
书　　号	ISBN 978 - 7 - 5638 - 3189 - 0
定　　价	55. 00 元

图书印装若有质量问题，本社负责调换
版权所有　侵权必究

目 录

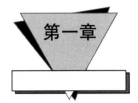

第一章

导 论

第一节 引 言

党的十九大报告指出："我国社会主要矛盾已经转化为人民日益增长的美好生活需要和不平衡不充分的发展之间的矛盾。"[①] 著名经济学家阿马蒂亚·森（2002）认为，健康是一种非常基本的人类自由。随着中国进入上中等收入国家，老龄化步伐加快，广大人民群众对健康的需求不断增长，健康成为美好生活需要的重要维度。十九大报告提出"实施健康中国战略"，强调"人民健康是民族昌盛和国家富强的重要标志"[②]。当前，城乡基本医疗服务供给仍然存在发展不平衡的矛盾。《健康中国 2030 规划纲要》中明确提出："以农村和基层为重点，推动健康领域基本公共服务均等化。"[③] 如何更好地解决城乡基本医疗服务均等化，补足农村基本医疗服务的"短板"，成为当前解决中国社会主要矛盾的重要抓手。农村基本医疗服务具有准公共品性质，提高农村基本医疗服务的数量与质量不仅可以满足广大农村居民的卫生服务需求，有利于提高农村居民的福利水平，而且有助于提高农村的健康人力资本，助推乡村振兴战略顺利实施。

医疗是一种劳动、技术密集型行业，患者作为服务对象，其病情变化具有较大的不确定性，而且患者的个体特征、心理状况、医患之间的沟通与信任又影响着诊疗效果，这些都需要医生基于自身的经验，根据实际情况进行判断，这也意味着医疗服务行业必须动员更多的人力资源进入。医生不仅人力资本投入较高，而且对专业性要求也较强。与其他专业相比，医学专业的学生培养周期较长。没有经过系统学习的人，即使具有较高存量的人力资本，也难以通过短期培训进入医疗行业。医生供给不足，使得医生成为一种稀缺资源，而后者是医疗服务的核心。医生的工作状态直接关系到医疗服务的质量与效率，要提高农村医疗服务水平，离不开激发农村医生的工作积极性，建立一支稳定、优质的农村医生队伍。

早在 2009 年开始的新一轮医疗改革中，中国政府就提出了"保基本、强基层、建机制"的目标。近年来，随着新农村建设的推进和"新农合"

---

① 党的十九大报告辅导读本编写组. 党的十九大报告辅导读本 ［M］. 北京：人民出版社. 2017：11.

② 党的十九大报告辅导读本编写组. 党的十九大报告辅导读本 ［M］. 北京：人民出版社. 2017：47.

③ 健康中国 2030 规划纲要 ［M］. 北京：人民出版社. 2016：4.

的不断完善，农村居民的收入不断增加，农村居民的医疗投入也不断上升。2000 年，农村人均医疗保健支出为 87.6 元，为城市的 27.5%；2018 年为 1 240.1 元，上升为城市的 51.55%。而同一时期，2000 年农村消费支出为城市的 33.4%，2018 年上升为 46.4%。2000 年，农村人均医疗支出占消费性支出的比重为 5.2%，城市为 6.4%；2018 年，农村上升为 10.2%，而城市为 7.8%（详见表 1－1）。由于医疗服务需求是一种比较刚性的需求（朱恒鹏，2007），随着"新农合"政策的推行与农民收入的提高，农村居民对于优质基本医疗服务的要求不断提高。由于县、乡、村三级农村卫生网络服务水平有待改进，许多患者选择进入城市大医院看病，这不仅增加了农村居民的就诊费用，也造成城市大医院的拥挤。只有提高农村医疗服务体系的质量，才能真正实现农村居民"小病不出乡，大病不出县"的目标，推动医疗改革的成功。

表 1－1　城乡居民医疗保健支出

年份	城镇居民			农村居民		
	人均年消费支出（元）	人均医疗保健支出（元）	医疗保健支出占消费性支出（%）	人均年消费支出（元）	人均医疗保健支出（元）	医疗保健支出占消费性支出（%）
2000	4 998.0	318.1	6.4	1 670.1	87.6	5.2
2005	7 942.9	600.9	7.6	2 555.4	168.1	6.6
2010	13 471.5	871.8	6.5	4381.8	326.0	7.4
2011	15 160.9	969.0	6.4	5 221.1	436.8	8.4
2012	16 674.3	1 063.7	6.4	5 908.0	513.8	8.7
2013	18 487.5	1 136.1	6.1	7 485.1	668.2	8.9
2014	19 968.1	1 305.6	6.5	8 382.6	753.9	9.0
2015	21 392.4	1 443.4	6.7	9 222.6	846.0	9.2
2016	23 078.9	1 630.8	7.1	10 129.8	929.2	9.2
2017	24 445.0	1 777.4	7.3	10 954.5	1 058.7	9.7
2018	26 112.3	2 045.7	7.8	12 124.3	1 240.1	10.2

数据来源：国家卫生健康委员会编．中国卫生健康统计年鉴［M］．北京：中国协和医科大学出版社，2019：97.

在新一轮医改的推动下，我国农村卫生人力资源短缺的情况得到缓解，但是从数量与质量上来看，仍然存在较大的城乡差距。从表1-2可以发现，2010年每千人中农村执业（助理）医师的数量是1.32人，2018年上升到1.82人；而城市2010年为2.97人，2018年上升为4.01人。2010年农村每千人中执业（助理）医师数量是城市的44.4%，2018年则是45.39%，城乡差距依旧较大。从每千人床位数来看，2010年农村为2.6张，2018年为4.56张，而城市则分别为5.94张、8.7张。2010年农村每千人床位数是城市的43.8%，2018年为52.4%，差距有所缩小（参见表1-3）。由此可以看出，与硬件投入相比，缩小城乡间卫生人力资源差距的难度更大。

表1-2 每千人口卫生技术人员数 （单位：人）

年份	卫生技术人员			执业（助理）医师		
	合计	城市	农村	合计	城市	农村
2010	4.39	7.62	3.04	1.80	2.97	1.32
2011	4.58	7.9	3.19	1.82	3.00	1.33
2012	4.94	8.54	3.41	1.94	3.19	1.40
2013	5.27	9.18	3.64	2.04	3.39	1.48
2014	5.56	9.70	3.77	2.12	3.54	1.51
2015	5.84	10.21	3.9	2.22	3.72	1.55
2016	6.12	10.42	4.08	2.31	3.79	1.61
2017	6.47	10.87	4.28	2.44	3.97	1.68
2018	6.83	10.91	4.63	2.59	4.01	1.82

数据来源：国家卫生健康委员会编.中国卫生健康统计年鉴［M］.北京：中国协和医科大学出版社，2019：36.

表1-3 每千人口医疗机构床位数

年份	医疗卫生机构床位数（张）			每千人口医疗卫生机构床位数（张）			每千农村人口乡镇卫生院床位数（张）
	合计	城市	农村	合计	城市	农村	
2010	4 786 831	2 302 297	2 484 534	3.58	5.94	2.60	1.04
2012	5 724 775	2 733 403	2 991 372	4.24	6.88	3.11	1.14

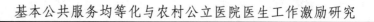

续表

年份	医疗卫生机构床位数（张）			每千人口医疗卫生机构床位数（张）			每千农村人口乡镇卫生院床位数（张）
	合计	城市	农村	合计	城市	农村	
2013	6 181 891	2 948 465	3 233 426	4.55	7.36	3.35	1.18
2014	6 601 214	3 169 880	3 431 334	4.85	7.84	3.54	1.20
2015	7 015 214	3 418 194	3 597 020	5.11	8.27	3.71	1.24
2016	7 410 453	3 654 956	3 755 497	5.37	8.41	3.91	1.27
2017	7 940 252	3 922 024	4 018 228	5.72	8.75	4.19	1.35
2018	8 404 086	4 141 427	4 262 661	6.03	8.70	4.56	1.43

数据来源：国家卫生健康委员会编.中国卫生健康统计年鉴［M］.北京：中国协和医科大学出版社，2019：80

从人员结构来看，我国农村卫生体系也处于弱势地位。由于缺乏全国范围县级医院具体的职称、学历分布数据，我们采用乡镇卫生院与社区卫生服务中心人员的数据进行对比：从学历来看，社区服务中心大学本科以上程度的执业医师占比达到了56.4%，而乡镇卫生院为29.4%；从职称来看，社区卫生服务中心副高及以上人员占比达到了12.5%，乡镇卫生院仅为8.2%，社区卫生服务中心中级职称占比为41.7%，乡镇卫生院仅为34.4%（参见表1-4）。

表1-4　2018年基层医疗机构人员性别、年龄、学历及职称构成（单位:%）

分类	社区卫生服务卫生技术人员		乡镇卫生院卫生技术人员	
	执业（助理）医师	执业医师	执业（助理）医师	执业医师
总计	100	100	100	100
按学历分				
研究生	3.3	4.1	0.2	0.3
大学本科	45.1	52.3	20.7	29.1
大专	34.5	30.6	48.3	42.4
中专	15.2	11.7	32.5	25.4
高中及以下	1.9	1.4	2.8	2.8

续表

分类	社区卫生服务卫生技术人员		乡镇卫生院卫生技术人员	
	执业（助理）医师	执业医师	执业（助理）医师	执业医师
按专业技术资格分				
正高	1.2	1.5	0.3	0.6
副高	8.8	11.0	4.5	7.6
中级	33.9	41.7	20.8	34.4
师级/助理	37.9	38.4	45.1	49.6
士级	11.7	1.5	24.0	4.0
不详	6.3	5.7	5.3	3.8

数据来源：国家卫生健康委员会编．中国卫生健康统计年鉴［M］．北京：中国协和医科大学出版社，2019：51，54

我国现有的农村三级医疗机构中，农村公立医院主要包括县级医院和乡镇卫生院。县级医院作为农村三级医疗体系的龙头，是临床疑难常见病、多发病以及急危重症病人的救治中心。乡镇卫生院是农村三级医疗网点的枢纽，是农村基层服务的重要提供者。在基本公共服务均等化的背景下，如何提高农村公立医院医生[①]工作的积极性，并且吸引更多优质的卫生人力资源进入农村医疗机构，提高农村医疗服务体系的质量与效益，便成为学术界与政策决策者应当关注的重点。

本书重点在基本公共服务均等化的背景下，立足于一手调研数据，对农村公立医院医生工作激励的因素进行研究，并对其影响机制展开讨论，以期廓清这一方面的认识。

第二节 现有文献回顾

基本公共服务与民生密切相关，如何推进基本公共服务均等化，是目前学术界和政府关注的热点（安体富，2007；杨宜勇等，2017）。我国包括医

---

① 本书的研究对象为农村公立医院医生。农村公立医院在本书中主要包括县级医院和乡镇卫生院医生，其中县级医院主要包括县人民医院、县中医院（县中西医结合医院）。如无特殊说明，本书中的"农村医生"为农村公立医院医生的简称。

疗卫生服务在内的基本公共服务存在显著的城乡差距（曾红颖，2012）。基层医疗卫生人员无论数量和质量都满足不了农民的医疗需求（李玲，2012）。由于医疗卫生服务是劳动密集型行业（顾昕，2011），提高农村公立医院医生的积极性便成为我国改进农村卫生服务质量的关键，是实现基本医疗服务均等化的重点。从当前研究来看，对于农村医生这一特定群体的工作激励，尤其是与新医改后工作激励相关的系统研究还有待加强。好在国内外对医生的工作激励有着较为充分的论述，为我们的研究提供了较好的基础。从当前的文献来看，许多学者围绕工作收入、工作负担、医院管理、医患关系、医生职业发展与工作自主权等方面进行了研究。

一、工作收入与医生工作激励的相关研究

工作收入是影响医生激励的重要原因（Lum，1998；Hields，2001；Julie，2011）。帕斯曼等（Pathman et al.，2002）采用邮件方式调查了1 939位美国医生的工作满意度和离职倾向，发现几乎在所有的医生群体中，对薪酬的不满会影响离职计划。皮特（Peters，2010）在非洲和亚洲一些发展中国家的研究发现，较低的工作收入是削弱卫生人员工作动机、抑制其工作积极性的重要因素。德里克等（Derycke et al.，2011）的研究发现，工作中的努力—报酬不平衡是医护人员离职意愿的重要预测因素。许多研究指出，中国医生的收入状况与工作积极性密切相关（潘春林等，2017；李伟明等，2018）。孙葵等（2016）认为，对薪酬不满会使乡村医生降低工作满意度，进而影响工作稳定性。董香书（2012）认为，工作收入是引发医生工作不满意的重要原因，而且对于工作收入的不满意将表现在恶化医患关系方面。王文娟等（2016）认为，提高医生收入比补贴医院更有利于提高医疗服务供给效率。

医生具有特殊的专业技能，在医疗市场中处于强势地位（Arrow，1963）。由于医生工作收入偏低，导致医生有动力通过其他渠道提高收入，而医疗市场的信息不对称又给具有信息优势的医生"以药养医"和"以械养医"提供了可能性。"薪酬整体水平较低"使得部分医务人员的"廉洁行医"理念受到动摇（张新庆，2010），拥有专业技术的医生会通过诱导需求维持其目标收入（McCoy et al.，2008；寇宗来，2010）。孙忠河、曹常春（2011）也认为，医务人员的合理利益若被忽略，医务人员会试图通过其他途径寻求经济上的补偿。封进（2010）认为，重在补需方的"新农

合"导致县级医院医疗价格快速上涨,抵消了"新农合"的政策效果。政府对医疗市场的价格管制是医生收入偏低的主要因素(朱恒鹏,2010)。当前中国医疗服务更多依靠可测量的实物成本定价,医生的人力资本并没有在医疗服务价格中体现(赵明、马进,2009)。如何建立农村医生合理的物质激励机制,在补需方的同时提高供给方的服务效率,还有待学界进一步深入讨论。

二、工作负担与医生工作激励的相关研究

工作负担是影响医生工作激励的重要原因。大卫和舒博拉图(David & Subrata,2010)通过对印度两个州的公立和私营部门的卫生工作者进行横截面调查,结果显示,工作内容和工作环境是影响工作满意度和工作动机的重要因素;公共医疗部门医生对其的敏感程度高于私营医疗部门。布朗等(Brown et al.,2018)对美国中西部一个州的521名医院、护士进行问卷调查,并利用数据进行多元回归,指出疲劳对医院护理人员工作满意度有负向影响,弹性对工作满意度有正向影响。

工作负担较重将给医务人员带来较大的工作压力和职业倦怠,并增加其出现医疗事故的概率。斯科特和科恩(Scott & Cohen,2005)实证研究发现,时间压力是造成医生压力的首要因素,且女性医生感受到的压力更大,此外,如果有机会重新开始他们的职业生涯,有22%的人不会选择从医。埃尔金斯等(Elkins G et al.,2010)研究发现,感知压力与员工的健康担忧增加、抑郁焦虑症状、人际关系和工作满意度显著相关,且医院评审可能增加感知压力。维纳盖斯和比哈尔—阿克赛尔森(Vanagas & Bihari - Axelsson,2004)发现,立陶宛全科医生工作压力与患者负荷密切相关。比辛等(Büssing et al.,2017)认为,医院工作人员承受着较高的工作压力,他们面对持续的工作压力并感到情绪疲惫和工作不满时,可能会出现情感上的疏远。艾肯和琳达(Aiken & Linda,2002)指出,在护患比高的医院,手术患者30天死亡率和抢救失败率较高,护士更容易感到职业倦怠和工作不满意。戈林等(Goehring et al.,2005)的研究发现,约1/3的瑞士初级保健从业者存在中度或高度的职业倦怠,这主要与外部工作压力有关。麦克玛纳斯等(Mcmanus et al.,2019)于2013年在波兰对318名波兰医生通过问卷调查其职业倦怠,采用方差和回归分析发现,压力过大、月工作量大、工作年限短(年)、假期少是参与研究的医生职业倦怠

的预测因子。赵天（2014）认为，农村基层医生工作时间长，工作负担重，给医生造成了较大的工作压力。邱晶青等（2017）利用2016年深圳市3家三级综合医院在职医生填写的502份调查问卷数据进行相关和中介效应分析，发现工作、家庭冲突对工作焦虑的影响路径中，职业压力在其中发挥了中介作用，当工作和家庭发生冲突时，多数人会抱怨工作强度过大，进而滋生压力与不满。阿亚斯等（Ayas et al.，2007）利用2002年7月到2003年5月在美国研究生实习项目的18 447名实习医生中的2 737人的工作时间和身体损伤情况调查数据发现，在第一年的临床培训中，延长工作时间和夜间工作会增加经皮穿刺损伤的风险。

三、医患关系与医生工作激励的相关研究

日益紧张的医患关系成为影响医生工作积极性的重要因素，引起了许多研究者的关注。彭红、李永国（2007）从历史的角度讨论了医患关系的演变，认为我国医患关系从古代的和谐、近代的日益紧张发展到现代的冲突不断，关键在于医患关系日益物化。张斌（2011）认为，医患关系是医疗活动中最基本、最活跃的人际关系，医患之间彼此信赖的关系是医疗活动的基础，紧张的、缺乏信任的医患关系对病人、医院、医务人员和社会都不利。张宜民（2011）的研究发现，在控制其他变量的情况下，医患关系影响了工作满意度。张莎等（2018）对云南省346名艾滋病防治医护人员进行问卷调查，发现艾滋病防治医护人员职业倦怠与医患关系存在显著负相关性，医患关系紧张导致医生的工作满意度下降，从而使得医生放弃基于个人医疗经验的有风险的治疗措施，进而转向依靠"药"和"械"的标准治疗方式（谢铮等，2009）。

医患关系影响医生的工作状态不仅是中国的问题，也是国际医疗界面临的共同问题。格瑞姆博斯克等（Grembowski et al.，2005）通过对门诊医生的研究发现，病人的信任和尊重与医生的工作满意度之间有强相关性。斯帕等（Sparr et al.，1988）研究发现，医生对于医患关系的感觉和评价是其工作满意度的"晴雨表"。斯托扬诺维奇—塔斯克等（Stojanovic-Tasic，2018）对贝尔格莱德初级卫生中心雇用的210名医生进行调查，其中的70名已完成巴林特（Balint）培训（侧重医患关系）至少1年，而140名医生从未参加过该培训（非巴林特组）；经多元有序logistic回归分析得出，在初级卫生保健医生中，参加巴林特小组与减少倦怠综合征有关。

也有研究认为，医患关系影响医生的服务水平。阿奈兹等（Arnetz et al.，2001）通过对瑞典一家大型医院 1994、1995 和 1997 年 3 年的连续追踪研究发现，控制住其他相关变量，那些以前经历过患者暴力的医务人员提供的医疗服务的质量（通过患者角度评价的服务质量）明显低于没有遭受过患者暴力的医务人员。莫雷诺—希梅内斯等（Moreno - Jiménez et al.，2012）利用马德里 480 名医生样本的实证研究发现，医患关系紧张导致医生的心理疲惫状态和职业倦怠，从而加重了医生的离职倾向，并且影响医生的工作效率与质量。

四、医院管理与医生工作激励的相关研究

医生属于知识型员工，医院管理在医生激励中起着重要作用。比斯利等（Beasley et al.，2004）的实证研究发现，组织满意度与医生的离职意愿呈显著的负相关关系，组织满意度与职业目标实现能力呈显著的正相关关系。医院管理形成的管理文化对医生的行为和态度会产生影响，从而影响医务人员的工作满意度（Tsai Yafang，2011）。孙葵（2009）认为，医院组织管理水平会影响医生的个体行为，并且关系到医生对医院的承诺以及人员的稳定性。张宜民（2011）基于城市公立医院医生的研究，发现组织管理满意度是影响医生离职倾向最重要的解释变量。艾哈曼德和里亚兹（Ahmad & Riaz.，2011）的实证研究发现，医生对直接上级的管理满意度与其离职倾向呈显著的负相关关系。驰曼等（Chi - Man et al.，2012）指出，中国发起的医疗卫生体制改革的成功离不开对医疗服务提供者的激励、公立医院的管理以及建立强有力的监管体系。肖雅楠（2010）研究发现，收入和管理体制是处于职业生涯早期阶段员工离职的主要因素。有研究认为，管理的改进将缓解医生的职业倦怠。莫瑞恩等（Marine A et al.，2006）认为，以人为本的干预措施，包括沟通或同事支持、工作组织的改变在内的以工作为导向的干预，也可以有效降低医护人员的倦怠、压力和一般症状。

五、职业发展、工作自主权与医生工作激励的相关研究

医生属于专业技术人才，职业发展对于医生的成长至关重要。职称是职业发展的重要维度，许多学者讨论了职称与工作激励之间的关系。例如，李姝洁等人（2015）通过研究发现，职称越高，文化程度越高，工作满意度越高。陈少贤（2006）采用问卷调查的方法对乡镇卫生院医生物质

回报、精神回报、成长与发展、工作背景、工作胜任度、工作群体和医院管理等方面的满意度进行调查，发现最不满意的就是职称晋升机会。王芳（2017）指出，受编制所限，高级职称岗位短缺，不能满足医生的晋升需要。职业培训是医生提高人力资本的重要手段。库什尼尔（Kushnir et al.，2000）向以色列卫生保健机构的309名初级保健医生（183名家庭医生和126名儿科医生）邮寄调查问卷，发现继续参加医学教育和专业更新的机会可能减少医生的工作压力和不满。李实（2013）认为，政策制定者应把重点放在初级保健医生的培训和教育机会上。宋俊伟等（2017）于2015年对山东省162名乡村医生进行调查，发现乡村医生对医疗风险处理、医患沟通能力和法律知识的培训存在较高需求。于倩倩等（2018）认为，乡村医生参加培训机会等的不满意程度较高，将降低其组织满意度。孙葵等（2017）使用对山东省50多个乡镇1 018名乡村医生的问卷调查信息，实证分析发现工作满意度与成长需求（培训机会、进修机会等）关系紧密。吴辉等（2013）对辽宁省1 618名注册医生进行问卷调查，确证了职业培训有助于减轻职业倦怠。

工作自主权是工作的一项重要特征，它将影响员工，尤其是知识型员工的工作满意度与工作绩效（Parasuraman，1984；刘德鹏，2011）。施耐德等（Schneider et al.，2007）对1 784名随机选择的瑞士初级保健医生进行研究，发现由于初级保健医生受到越来越多的限制（法律禁止自我用药），工作自主权受到较多的限制，在工作中产生了较大的心理压力。麦克格隆和切诺韦斯（Mcglone & Chenoweth.，2001）对从健康保险委员会的数据库中随机抽取的维多利亚州全科医生邮寄问卷进行调查，认为工作控制与工作满意度密切相关。他们认为，决策者在实施旨在实现政策目标的改革时，应考虑保持医生的专业自主权的重要性。高菲等（2012）发现，影响医生情绪衰竭的职业紧张因素依次为外在付出、内在投入、决策自主、心理要求，心理要求越低，个人独立性及参与决策的程度越高，越能够减少工作倦怠的发生。张正堂等（2007）认为，以个人为中心的策略和结构或组织策略，能显著降低医生的工作倦怠。

上述成果为我们对农村公立医院医生工作激励的研究提供了较好的基础。但是以下几个方面还有较大研究空间：第一，上述文献对农村公立医院医生工作激励的研究还有待深化。考虑到中国城乡差距较大的现实和农村公立医院运行的特征，对农村公立医院医生这一特殊的群体工作激励问题进行系统研究还有待深化。第二，当前对于医生这一群体工作激励的实证研究虽然较多，但是对其影响机制进行深入讨论尚有待加强。立足一手数据，对农村公立医院医生工作激励影响因素及影响机制的研究更有待深入。第三，对于农村公立医院医生较为细化的研究缺乏系统性。例如，各因素对县级医院与乡镇卫生院医生工作激励的影响有哪些差异？各因素对不同年龄段农村医生的影响有哪些不同？这些都需要立足田野调查，在获取一手数据的基础上进一步探讨。

第三节　本书的研究思路、主要内容与主要创新

一、研究思路

本书基于田野调查，对农村公立医院医生激励的影响因素进行较为系统的研究，对各因素影响医生激励的机制进行挖掘，并且讨论各因素对于县、乡公立医院以及不同年龄段的医生异质性的影响。最后，在城乡基本公共服务均等化的背景下，基于实证研究、现有文献与实地访谈，提出提高农村公立医院医生工作激励的现实路径。

二、主要内容

第一章，导论。对本书的背景、相关文献、研究思路、主要内容、主要创新点及调研等方面的情况进行梳理与介绍。

第二章，工作收入与工作激励研究。重点考察农村公立医院医生的工作收入对工作激励（工作激励从工作满意度、离职倾向与工作倦怠三个维度考察，下同）的影响，对其进行实证研究；进一步检验工作收入通过"付出—回报失衡""社会地位"两个渠道对工作激励的影响路径。最后，考察县级公立医院、乡镇卫生院以及35岁以上与35岁以下医生工作收入与工作激励之间的关系。

第三章，工作负担与工作激励研究。重点考察工作负担对工作激励的影响，进一步讨论工作负担通过"付出—回报失衡"与"工作—家庭冲突"两个渠道对工作激励的影响路径。最后，分不同子样本，就工作负担对工作激励的异质性影响进行研究。

第四章，工作环境与工作激励研究。基于医疗服务的行业特征，从医

患关系、医院管理以及硬件设施三个角度对工作环境进行讨论，分别考察这三个维度的工作环境对农村医生工作激励的影响。医患关系通过"职业风险"与"职业认同感"两个渠道影响医生的工作激励，医院管理则通过"组织认同感"与"组织内社会资本"两个渠道影响医生的工作激励。最后，分不同子样本考察工作环境对工作激励的影响。

第五章，职业发展、工作自主权与工作激励。基于医生的职业特征，考察农村医生职业发展以及工作自主权与工作激励之间的关系。通过实证研究发现，职业发展将通过"社会地位""组织认同感"影响医生的工作激励，而医生的工作自主权则通过"工作成就感"与"组织认同感"为中介影响工作激励。最后，分子样本就职业发展、工作自主权对工作激励的异质性影响展开讨论。

第六章，政策建议。从城乡基本公共服务均等化的视角，在全书实证研究与实地访谈的基础上，提出了相关的政策建议。

为使读者对本书有一个框架性的认识，特制作技术线路图（见图1-1），供参考。

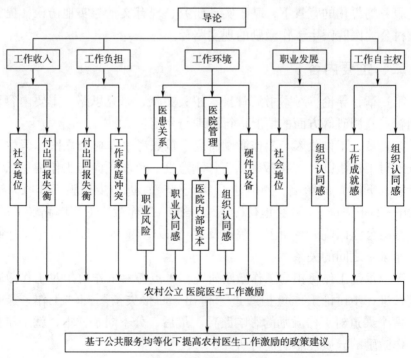

图1-1　本书技术路线图

三、主要创新

第一，本书材料来源于一手调研数据与访谈。本书是在对中国农村公立医院医生工作激励状况进行了较为系统、深入的田野调查获得的数据和资料基础上完成的。通过对县级医院医生、乡镇卫生院医生的问卷调查，我们收集了较为丰富的一手数据，为农村公立医院医生工作激励实证研究奠定了较好的数据基础。通过对县级医院、乡镇卫生院医生、乡镇卫生院的院长、县级医院院长、科室主任以及卫生局的相关工作人员深入访谈，积累了较为丰富的案例与素材。基于一手调研材料，本书对中国农村公立医院医生的工作激励进行了较为系统的分析。

第二，与现有文献类似，我们认为工作收入、工作负担、工作环境、医生的职业发展与工作自主权对农村医生工作激励有着显著的影响，本书进一步立足调查数据，对各因素的影响机制进行了较为系统的考察。通过实证研究，我们发现：工作收入将通过"付出—回报失衡""社会地位"两个渠道影响医生工作激励，工作负担将通过"付出—回报失衡""工作—家庭冲突"两个渠道影响医生工作激励，工作环境中的医患关系将通过"职业风险""职业认同感"影响医生工作激励；工作环境中的医院管理将通过"组织认同感""医院内部社会资本"影响医生工作激励，医生的职业发展将通过"社会地位""组织认同感"影响医生工作激励；工作自主权将通过"工作成就感""组织认同感"影响医生工作激励。通过对于上述各影响机制的考察，本书进一步丰富了卫生经济学的相关研究。

第三，立足一手数据，通过对农村公立医院医生的子样本（乡镇卫生院、县级医院；不同年龄段医生）进行实证研究，得出了一些更为细致的结论。例如，工作收入对于 35 岁以下医生工作满意度与职业倦怠的影响更大，但是对于 35 岁以上医生离职倾向的影响更大；工作负担中，接待病人数仅对县级医院医生有着显著的影响；医患关系对于 35 岁以下医生的工作满意度、职业倦怠的影响均大于 35 岁以上的医生；职业发展对于乡镇卫生院医生的离职倾向与职业倦怠影响更大；工作自主权对年轻医生的职业倦怠产生了较大的影响；等等。这些结论进一步深化了我们对农村公立医院医生激励问题的认识，为提高农村公立医院医生工作激励的政策选择奠定了实证基础。

第四，结合实证研究与案例访谈，立足基本公共服务均等化的目标，本书尝试探索提高农村公立医院医生工作激励的现实路径。例如，围绕提高农村医生工作收入，提出了"提高农村医生的基本工资水平"，"建立农村医生劳动的合理补偿机制"，"构建有利于年轻医生的工作激励的薪酬机制"；围绕降低农村医生的工作负担，提出了"形成面向农村的卫生人力流动机制"，"提高乡镇卫生院的服务能力，缓解县医院过度拥堵"，"对非医疗活动时间应当进行有效的控制"；围绕工作环境中的医患关系，提出了"医院应当在医患纠纷中起到应有作用，切实保障医生的合法权益"，"参照国外同行评估的成熟经验，通过建立相对独立的专业组织，完善对医患纠纷的鉴定与仲裁"，"规范医生行为，重建医患之间的信任关系"，"提高年轻医生处理医患关系的能力"等政策建议。

第四节　调研简介

本书研究的微观调研数据来源于"基本公共服务均等化与农村公立医院医生激励研究"课题项目获得的调查数据。课题研究在文献回顾、实地访谈、试调查、专家论证的基础上形成问卷，从全国范围内重点选取山西、河北、山东、甘肃四省的农村公立医院医生进行大规模的问卷调研。问卷调研始于2016年7月，完成于2019年5月，共计回收医生问卷1 043份，有效问卷849份，问卷有效率为81.3%。

由于本书重点考察的是农村医生的工作激励，故实地调查集中在县、乡两级公立医疗机构，包括县人民医院、县中医院、乡镇卫生院。我们对县级医疗机构，包括县医院（县人民医院）、县中医院（县中西医结合医院）内、外、妇、儿四个科室（原则上是大内、大外、大妇和大儿科）医生的工作激励进行重点考察。乡镇卫生院医生的调查原则上与县级医疗机构类似，但由于其在规模及发展水平上都不如同地区的县级医疗机构，因而我们在具体调查时采取了较为灵活的方式：对没有分四大科室的乡镇卫生院，尽可能确保样本涵盖内科和妇、儿科室；甚至有些规模较小或效益不好或地处较为偏僻山区的乡镇卫生院，因总的医生人数较少，在这种情况下，我们对所有在场的医生全部进行了调查。

调查问卷包括医生的个人基本情况与工作激励相关问题两部分内容（具体调研问题参见本书附录）。在我们的样本中，县级医院医生为293

人，占样本的 34.5%；乡镇卫生院为 556 人，占样本的 65.5%。男医生比重为 41.9%，女医生为 58.1%；35 岁以下医生比重为 48.2%，35 岁以上医生比重为 51.8%；初级职称医生占 49.1%，中级职称占 24.6%，副高及以上占 5%，还有 21.2% 的医生无职称。中专或高中及以下占 10.3%，大专占 39.5%，本科占 45.5%，硕士及以上占 4.8%（参见表 1 - 5、表 1 - 6、表 1 - 7 及表 1 - 8）。

表 1 - 5　不同医疗机构医生的性别分布情况

		男	女	总体
县级医疗机构	频数	137	156	293
	频率（%）	46.76	53.24	100
乡镇卫生院	频数	219	337	556
	频率（%）	39.39	60.61	100
总体	频数	356	493	849
	频率（%）	41.93	58.07	100

表 1 - 6　不同医疗机构医生的年龄分布

		小于 35 岁	35 岁以上
县级医疗机构	频数	175	118
	频率（%）	59.73	40.27
乡镇卫生院	频数	234	322
	频率（%）	42.09	57.91
总体	频数	409	440
	频率（%）	48.17	51.83

表 1 - 7　不同医疗机构医生的职称分布

		无职称	初级职称	中级职称	副高及以上
县级医疗机构	频数	38	121	104	30
	频率（%）	12.97	41.3	35.49	10.24
乡镇卫生院	频数	142	296	105	13
	频率（%）	25.54	53.24	18.88	2.34

续表

		无职称	初级职称	中级职称	副高及以上
总体	频数	180	417	209	43
	频率（%）	21.2	49.12	24.62	5.06

表1-8 不同医疗机构医生的学历分布

		中专或高中及以下	大专	本科	硕士及以上
县级医疗机构	频数	9	63	184	37
	频率（%）	3.07	21.5	62.8	12.63
乡镇卫生院	频数	78	272	202	4
	频率（%）	14.03	48.92	36.33	0.72
总体	频数	87	335	386	41
	频率（%）	10.25	39.46	45.47	4.83

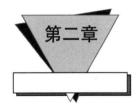

第二章

工作收入与工作激励研究

工作收入是生存需求的物质基础，是影响工作激励的重要因素。对于中国农村公立医院医生这一特定的群体，工作收入对其激励产生了什么样的影响？影响工作激励的机制是什么？对于县级医院、乡镇卫生院以及不同年龄的医生，这些影响有何异质性？本章基于调研数据，围绕上述问题，对工作收入与工作激励之间的关系进行研究。

第一节　变量选取、数据描述与模型选择

一、变量选取

这里从多维度考察工作激励与工作收入，并对其重要变量进行统计描述。

（一）工作激励

工作激励是员工的一种工作状态，反映了员工对工作的态度。许多学者选择工作满意度作为工作激励的代理变量，并用其预测员工的工作绩效（Weiss & Panzano.，1996；Weiss，2002；Wright，2005）。赖特（Wright，2006）认为，工作满意度直接与员工的工作厌倦、疲劳以及顾客的满意度密切相关，是衡量工作态度与效率的重要指标。基于现有文献，我们使用工作满意度作为农村公立医院医生的工作激励的重要衡量指标。

离职倾向也是衡量工作激励重要指标。许多研究表明，离职倾向与工作满意度密切相关，往往工作满意度较低的员工离职倾向更高（Grissom，2016；刘进有，2010）。通过考察离职倾向来研究员工工作激励状态，成为学术界研究的重要方式（Mathieu，2016）。本书使用离职倾向作为衡量农村医生工作激励的另一维度。

职业倦怠（career burnout），又称为职业枯竭或者工作耗竭，它是工作积极性的反面。最早将职业倦怠纳入研究者视野的是弗洛伊登伯格（Freudenberger，1974）。他将"职业倦怠"定义为医护人员长期面对过度工作时出现的情感与人际关系的压力。后续研究中，有学者将"职业倦怠"概念进一步拓展，作为个体在工作中精力耗竭的表现（Pines & Aronson，1989）；德沃金（Dworkin，2001）将对特定工作的疏离感作为职业倦怠的衡量指标，用其考察工作激励。在本章的研究中，我们也将职业倦怠作为工作激励的衡量指标进行讨论。

（二）工作收入

对于工作收入，大致可以从主观与客观两个方面来考察。因为工作激励更多地是员工发自内心的一种状态，杜菲（Duffy，2007）从工作收入满意度的角度考察了员工对工作收入的主观评价，并且讨论了收入满意度与工作满意度的关系。我们利用医生的自评收入满意度作为农村医院医生对自身工作收入的主观评价。医生在医院的所得不仅包括收入情况，还应当考虑诸如医疗保险、节假日礼品等福利待遇，因此，我们还将福利待遇满意度作为工作收入的又一衡量指标，在稳健性检验中进行考察。为了更全面地考察工作收入对工作激励的影响，本章还通过调查医生的月收入，对医生工作收入与工作激励的关系进行讨论。

二、相关变量的统计描述

（一）工作满意度

对医生工作满意度的调查采用的问题是"你对工作的满意程度"，采用里克特5点回答，要求受访者在"非常不满意"、"不满意"、"一般"、"满意"和"非常满意"中选择一项最合适的。由于工作满意度的回答在两端的分布较少，这里将"非常不满意"和"不满意"合并，"非常满意"和"满意"合并，将工作满意度在三个层级进行分类。

表2-1是工作满意度在县乡两级医疗机构医生的不同分布。整体上，40.2%的农村医生对于工作表示满意或者非常满意。乡镇卫生院医生对工作不满意或非常不满意的比例为12.4%，工作满意或非常满意比例为39.9%；县级医院医生分别为9.6%、40.6%。

表2-1 工作满意度的机构分布

		县级医院	乡镇卫生院	总体
非常不满意、不满意	频数	28	69	97
	频率（%）	9.6	12.4	11.4
一般	频数	146	265	411
	频率（%）	49.8	47.7	48.4
满意、非常满意	频数	119	222	341
	频率（%）	40.6	39.9	40.2
总体	频数	293	556	849
	频率（%）	100.0	100.0	100.0

表2-2是工作满意度在不同职称间的分布。整体上，职称越高，工作满意度越高。但副高及以上职称的工作满意度的分布存在更肥尾特征：工作满意或非常满意的比例占53.5%，均高于其他职称医生。

表2-2 工作满意度职称分布

		无职称	初级职称	中级职称	副高及以上
非常不同意、不同意	频数	22	50	19	6
	频率（%）	12.22	11.99	9.09	13.95
一般	频数	86	206	105	14
	频率（%）	47.78	49.4	50.24	32.56
同意、非常同意	频数	72	161	85	23
	频率（%）	40	38.61	40.67	53.49
总体	频数	180	417	209	43
	频率（%）	100	100	100	100

表2-3展示了工作满意度在性别和年龄段的分布差异。整体上，12.6%的男性医生表现出对工作的不满意或非常不满意，女性医生则为10.6%；37.9%的男性医生表示对工作满意或非常满意，41.8%的女医生表示对工作满意。工作满意度在不同年龄段的分布也存在较大差异。相比于35岁以下的年轻医生，35岁以上的医生的工作满意度更高：35岁以上医生对工作满意或非常满意的比例为43.6%，35岁以下的医生对工作满意或非常满意的比例为36.4%。

表2-3 工作满意度分性别和年龄的分布

		男	女	小于35岁	35岁以上
非常不满意、不满意	频数	45	52	49	48
	频率（%）	12.64	10.55	11.98	10.91
一般	频数	176	235	211	200
	频率（%）	49.44	47.67	51.59	45.45
满意、非常满意	频数	135	206	149	192
	频率（%）	37.92	41.78	36.43	43.64
总体	频数	356	493	409	440
	频率（%）	100	100	100	100

（二）离职倾向

为了更好地研究农村医疗机构医生的工作状态，本书将离职倾向分为两种：离职倾向1（离开医院、自由执业）和离职倾向2（离开医院、不再从医）。

离职倾向1采用的问题是"你是否经常有离开医院自由执业的想法"，采用里克特5点回答，要求受访者在"非常不同意"、"不同意"、"一般"、"同意"和"非常同意"中选择一项最合适的。由于离职倾向1分布两端的值较少，这里将"非常不同意"和"不同意"合并为"不同意"，"非常同意"和"同意"合并为"同意"，从而离职倾向1有三个分类层级："同意""一般""不同意"。离职倾向2采用的问题是"你是否经常有离开医院不再从医的想法"，采用里克特5点回答，要求受访者在"非常不同意"、"不同意"、"一般"、"同意"和"非常同意"中选择一项最合适的，由于其与离职倾向1存在相同的分布特征，也对其进行类似的处理，将其分为非常不同意和不同意、一般以及同意和非常同意三个层级。这里对受访者回答的选项采用里克特5分法打分，从"非常不同意"（赋值为1）、"不同意"（赋值为2）、"一般"（赋值为3）、"同意"（赋值为4）、"非常同意"（赋值为5）5个等级[①]。

表2-4显示，医生的离职倾向整体上较高，33.6%的医生有离开医院、自由执业的想法，而离开医院、不再从医的比重为31.3%。离职倾向在县、乡两级医疗机构上略有差异。表示同意或者非常同意"离开医院、自由执业"的医生，乡镇卫生院的比例为35.1%，县级医疗机构比例为30.7%；在同意或者非常同意"离开医院、不再从医"比例上，县级医疗机构医生与乡镇卫生院分别为31.4%、31.3%。

表2-4　分机构医生的离职倾向

		离职倾向1（离开医院、自由执业）			离职倾向2（离开医院、不再从医）		
		县级医疗机构	乡镇卫生院医	总体	县级医疗机构	乡镇卫生院	总体
非常不同意、不同意	频数	110	191	31	88	200	288
	频率（%）	37.5	34.4	35.5	30.0	36.0	33.9

---

① 如无特殊说明，本书后续的所有主观评价变量均按照这一原则赋值。

续表

		离职倾向1（离开医院、自由执业）			离职倾向2（离开医院、不再从医）		
		县级医疗机构	乡镇卫生院医	总体	县级医疗机构	乡镇卫生院	总体
一般	频数	93	170	263	113	182	295
	频率（%）	31.7	30.6	31.0	38.6	32.7	34.8
同意、非常同意	频数	90	195	285	92	174	266
	频率（%）	30.7	35.1	33.6	31.4	31.3	31.3
总体	频数	293	556	849	293	556	849
	频率（%）	100	100	100	100	100	100

表2-5显示，离职倾向在不同职称之间存在较大的差异，整体上，职称越高，离职倾向越高。同意或者非常同意"离开医院、自由执业"比例最大的是副高及以上的医生，占34.9%，无职称医生对应的比例为29.4%。同意或者非常同意"离开医院、不再从医"的比例也是副高及以上职称的医生最高，占39.5%，无职称医生的比例为25.6%。

表2-5 分职称医生的离职倾向

		离职倾向1（离开医院、自由执业）				离职倾向2（离开医院、不再从医）			
		无职称	初级职称	中级职称	副高及以上	无职称	初级职称	中级职称	副高及以上
非常不同意、不同意	频数	71	133	82	15	61	143	70	14
	频率（%）	39.44	31.89	39.23	34.88	33.89	34.29	33.49	32.56
一般	频数	56	135	59	13	73	137	73	12
	频率（%）	31.11	32.37	28.23	30.23	40.56	32.85	34.93	27.91
同意、非常同意	频数	53	149	68	15	46	137	66	17
	频率（%）	29.44	35.73	32.54	34.88	25.56	32.85	31.58	39.53

续表

		离职倾向1（离开医院、自由执业）				离职倾向2（离开医院、不再从医）			
		无职称	初级职称	中级职称	副高及以上	无职称	初级职称	中级职称	副高及以上
总体	频数	180	417	209	43	180	417	209	43
	频率（%）	100	100	100	100	100	100	100	100

表2-6是分性别医生离职倾向的调查统计结果。

表2-6　分性别医生的离职倾向

		离职倾向1		离职倾向2	
		男	女	男	女
非常不同意、不同意	频数	106	195	118	170
	频率（%）	29.78	39.55	33.15	34.48
一般	频数	106	157	119	176
	频率（%）	29.78	31.85	33.43	35.7
同意、非常同意	频数	144	141	119	147
	频率（%）	40.45	28.6	33.43	29.82
总体	频数	356	493	356	493
	频率（%）	100	100	100	100

表2-7显示，离职倾向在不同年龄段也存在一定的差异。年龄越大，离职倾向越低。同意或者非常同意"离开医院、不再从医"的35岁以上的医生比例达30.9%，而持有类似想法的年轻"85后"医生有31.8%。

表2-7　分年龄医生的离职倾向

		离职倾向1		离职倾向2	
		35岁以下	大于35岁	35岁以下	大于35岁
非常不同意、不同意	频数	133	168	118	170
	频率（%）	32.52	38.18	28.85	38.64

续表

		离职倾向 1		离职倾向 2	
		35 岁以下	大于 35 岁	35 岁以下	大于 35 岁
一般	频数	130	133	161	134
	频率（%）	31.78	30.23	39.36	30.45
同意、非常同意	频数	146	139	130	136
	频率（%）	35.7	31.59	31.78	30.91
总体	频数	409	440	409	440
	频率（%）	100	100	100	100

（三）职业倦怠

职业倦怠是衡量工作状态的重要变量。本书按照文献中的常规做法，采用修正的马斯拉奇工作倦怠量表（简称 MBI）（Maslach & Jackson，1981）。由于其有很好的信度和效度，很多对医务人员工作倦怠的研究都是基于 MBI 量表（张宜民，2011）。职业倦怠的密度分布如图 2 - 1 所示。

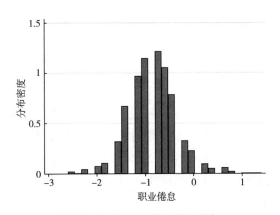

图 2 - 1　职业倦怠的密度分布

本次调查的职业倦怠量表中包含 5 个问题：①每天下班时我感到筋疲力尽；②我在工作中经常有挫败感；③我经常感到工作有成就感；④当我工作时，时间总是过得飞快；⑤我对从事的专业感兴趣。采用里克特 5 分法打分，从"非常不同意"（赋值为 1）、"不同意"（赋值为 2）、"一般"（赋值为 3）、"同意"（赋值为 4）、"非常同意"（赋值为 5）分为 5 个等级。得分越高，表示该种感觉发生的次数越多。由于①和②两个问题衡量的是工作倦怠的正向，而③、④、⑤则是衡量的工作倦怠的反面，因而将5个题目中①和②得分相加，同时加上③、④和⑤三个问题得分值的反向值并除以题目数，即得到职业倦怠的平均分。得分越高，职业倦怠程度越高；得分越低，职业倦怠程度越低。整体上，医生的职业倦怠程度较高。

表2-8是工作倦怠的五个问题，从中可以看出，超过半数的医生认为下班时常感到筋疲力尽，仅有7.8%的医生不认可这一说法。工作中常常有挫败感想法的医生占34.5%，与之相比，51.1%的医生认为工作中经常感到有成就感。70.4%的医生认为工作中时间过得飞快，64.3%的医生对其从事的专业感兴趣。调研数据表明，尽管农村医生工作累、挫败感高，但保持了较高的工作成就感和专业兴趣度。

表2-8 各维度工作倦怠分布

	每天下班时我感到筋疲力尽		我在工作中经常有挫败感		我经常感到工作有成就感		当我工作时，时间总是过得飞快		我对从事的专业感兴趣	
	频数	频率（%）	频数	频率（%）	频数	频率（%）	频数	频率（%）	频数	频率（%）
非常不同意、不同意	66	7.77	181	21.32	68	8.01	60	7.07	42	4.95
一般	338	39.81	375	44.17	347	40.87	191	22.50	261	30.74
同意、非常同意	445	52.41	293	34.51	434	51.12	598	70.44	546	64.31

分机构来看，县级医院医生的职业倦怠的均值低于乡镇卫生院医生。分职称来，副高及以上医生的职业倦怠均值在不同职称的分组中最低，为-0.93；初级职称医生的职业倦怠感均值最高，为-0.81。从性别上看，女医生的职业倦怠的均值高于男医生。从年龄段上看，35岁以下的医生职业倦怠感均值高于中老年医生（见表2-9）。

表2-9 分机构、职称、性别、年龄的职业倦怠分布

		观测值	均值	标准差	最小值	最大值
	总体样本	849	-0.85	0.52	-2.60	1.40
不同机构县乡	县级医院	293.0	-0.88	0.51	-2.60	0.80
	乡镇卫生院	556	-0.83	0.52	-2.60	1.40

		观测值	均值	标准差	最小值	最大值
职称	无职称	180	-0.87	0.59	-2.60	1.00
	初级职称	417	-0.81	0.51	-2.60	1.40
	中级职称	203	-0.89	0.48	-2.40	0.60
	副高及以上	43	-0.93	0.47	-1.80	0.00
性别	男	356	-0.83	0.53	-2.60	1.40
	女	493	-0.86	0.51	-2.60	1.20
年龄	35 岁以下	409	-0.81	0.6	-2.60	1.40
	大于 35 岁	440	-0.88	0.48	-2.60	0.60

（四）收入满意度

医生的收入满意度采用的问题是"你对工作收入的满意程度"，采用里克特 5 点回答，要求受访者在"非常不满意"、"不满意"、"一般"、"满意"和"非常满意"中选择最合适的一项。由于收入满意度的分布出现严重左偏，即选择对于工作收入满意与非常满意的人数较少。因此，这里将"满意"和"非常满意"合并一起。为了更清楚、直观地表述，我们将"非常不满意"与"不满意"也合并一起，因此收入满意度存在三个分类层级。

整体上，医生对收入的满意度不高，41.7% 的医生表现出对收入非常不满意或不满意，只有 15.7% 的医生对收入感到满意或非满意。从县级医疗机构医生样本和乡镇卫生院医生样本比较来看，乡镇卫生院医生对收入的不满意度更大，占比为 44.8%，而县级医疗机构的医生比例则为 35.8%（见表 2-10）。

表 2-10　分机构收入满意度分布

		县级医疗机构医生	乡镇卫生院医生	总体样本
非常不满意、不满意	频数	105	249	354
	频率（%）	35.84	44.78	41.70
一般	频数	133	229	362
	频率（%）	45.39	41.19	42.64

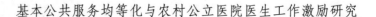

续表

		县级医疗机构医生	乡镇卫生院医生	总体样本
满意、非常满意	频数	55	78	133
	频率（%）	18.77	14.03	15.67
总计	频数	293	556	849
	频率（%）	100.0	100.0	100.0

对不同职称的医生来说，收入满意度存在较明显的差异。初级职称的医生的收入满意度较低，表现出满意或者非常满意的比重为12.7%；副高及以上医生的收入满意度较高，表现出满意或者非常满意的比重为25.6%（见表2－11）。

表 2 – 11　分职称收入满意度分布

		无职称	初级职称	中级职称	副高及以上
非常不满意、不满意	频数	63	195	80	16
	频率（%）	35	46.76	38.28	37.21
一般	频数	79	169	98	16
	频率（%）	43.89	40.53	46.89	37.21
满意、非常满意	频数	38	53	31	11
	频率（%）	21.11	12.71	14.83	25.58
总体	频数	180	417	209	43
	频率（%）	100	100	100	100

如表2－12所示，收入满意度存在性别差异，男性医生比女性医生的收入满意度略低，男医生对于工作收入满意与非常满意的比重为14.9%，女医生是16.2%。35岁以下的医生对收入表示满意与非常满意的比重为17.9%，35岁以上医生则为13.6%。

表 2 – 12　分性别和年龄收入满意度分布

		男	女	小于35岁	35岁以上
非常不满意、不满意	频数	161	193	169	185
	频率（%）	45.22	39.15	41.32	42.05

续表

		男	女	小于35岁	35岁以上
一般	频数	142	220	167	195
	频率（%）	39.89	44.62	40.83	44.32
满意、非常满意	频数	53	80	73	60
	频率（%）	14.89	16.23	17.85	13.64
总体	频数	356	493	409	440
	频率（%）	100	100	100	100

（五）工作收入满意度与工作满意度、离职倾向与职业倦怠的联合分布

从收入满意度和工作满意度的联合分布来看，工作满意度随着工作收入满意度的提高而提高。随着收入满意度的提高，工作不满意的比例在降低，收入非常不满意的医生中有85.6%的比例对工作不满意；对收入满意的医生中只有3.1%的医生对工作不满意（见表2-13）。随着农村医生工作收入满意度的提高，有离开本单位想法的医生的比例不断下降，无论对于离职倾向1还是离职倾向2，都有同样的表现（见表2-14）。如表2-15所示，随着收入满意度的提升，职业倦怠的程度不断下降。

表2-13 工作收入和工作满意度的联合分布

		工作满意度			
		非常不满意、不满意	一般	满意、非常满意	总体
收入满意度	非常不满意、不满意 频数	83	209	62	354
	频率（%）	85.57	50.85	18.18	41.7
	一般 频数	11	183	168	362
	频率（%）	11.34	44.53	49.27	46.24
	满意、非常满意 频数	3	19	111	133
	频率（%）	3.09	4.62	32.55	15.67
	总体 频数	97	411	341	849
	频率（%）	100	100	100	10

表 2 - 14　工作收入和离职倾向的联合分布

			离职倾向 1			离职倾向 2		
			非常不满意、不满意	一般	满意、非常满意	非常不满意、不满意	一般	满意、非常满意
收入满意度	非常不满意、不满意	频数	86	95	173	87	114	153
		频率（%）	28.57	36.12	60.7	30.21	38.64	57.52
	一般	频数	137	147	78	125	161	76
		频率（%）	45.51	55.89	27.37	43.4	54.58	28.57
	满意、非常满意	频数	78	21	34	76	20	37
		频率（%）	25.91	7.98	11.93	26.39	6.78	13.91
	总体	频数	301	263	285	288	295	266
		频率（%）	100	100	100	100	100	100

表 2 - 15　工作倦怠在不同工作收入满意度下的统计描述

		观测值	均值	标准差	最小值	最大值
工作收入满意度	非常不满意、不满意	354	-0.63	0.51	-2.2	1.4
	一般	362	-0.94	0.44	-2.4	0.6
	满意、非常满意	133	-1.17	0.52	-2.6	0.0

（六）月收入分段

我们对医生的收入调查采取分段法进行（见表 2 - 16）。总体上看，10.1% 的被调查医生月收入不足 2 000 元，54.7% 的医生收入在 2 001 到 4 000 元，27% 在 4 001 到 6 000 元，6.8% 在 6 001 到 8 000 元，收入超过 8 000 元的医生占所调查医生样本的 1.4%。

表 2 - 16 列出了县级医疗机构医生和乡镇卫生院医生两类样本的收入分布情况。从县、乡两级医疗机构来看，整体上县级医疗机构收入高于乡镇卫生院医生。13.1% 的乡镇卫生院医生的收入低于 2 000 元，64.2% 的乡镇卫生院医生的收入分布在 2 001 到 4 000 元之间，6 000 以上月收入的乡镇卫生院医生的比例仅 2.7%，样本中没有月收入超 8 000 元以上的乡镇卫生院医生。相比之下，近 6 成县级医院医生的收入超过 4 000 元，4.1% 的县级医院医生的收入超过 8 000 元。

表 2 - 16　县、乡两级医院医生收入分布

收入水平	总体样本		县级医疗机构		乡镇卫生院	
	频数	频率（%）	频数	频率（%）	频数	频率（%）
2 000 元以下	94	10.13	13	4.44	73	13.13
2 001～4 000 元	464	54.65	107	36.52	357	64.21
4 001～6 000 元	229	26.97	118	40.27	111	19.96
6 001～8 000 元	58	6.83	43	14.68	15	2.70
8 000 元以上	12	1.41	12	4.10	0	0
总体样本	849	100.0	293	100.0	556	100.0

将调查医生样本按照无职称、初级职称、中级职称和副高及以上职称分为四个类别，每种类别下其收入水平分布如表 2 - 17 所示。从表 2 - 17 中可以看出，职称越低，收入也越低。94.6%的没有取得职称医生收入集中在 4 000 元以下；初级职称对应的比例为 72%。而超过 83.7% 的高级职称医生月收入超过 4 000 元。可见，职称是公立医院医生收入的决定因素。

表 2 - 17　不同职称的医生的收入分布

收入水平	无职称		初级职称		中级职称		副高及以上	
	频数	频率（%）	频数	频率（%）	频数	频率（%）	频数	频率（%）
2 000 元以下	56	35.11	24	5.76	6	2.87	0	0.0
2 001～4 000 元	107	59.44	276	66.19	74	35.41	7	16.28
4 001～6 000 元	17	9.44	109	26.14	85	40.67	18	41.86
6 001～8 000 元	0	0	8	1.92	34	16.28	16	37.21
8 000 元以上	0	0	0	0	10	4.78	2	4.65
总体样本	180	100	417	100	209	100	43	100.0

表 2 - 18 列出了分性别和年龄的调查样本医生的收入分布，从表中可以看出，4 000 元以上各收入段内男医生所占比例均高于女医生。从年龄段来看，收入也存在年龄优势，年龄越大，医生的月收入水平也越高。

表 2 – 18　不同性别和年龄的医生收入分布

性别划分				年龄划分			
男		女		35 岁以下		35 岁以上	
频数	频率（%）	频数	频率（%）	频数	频率（%）	频数	频率（%）
27	7.58	59	11.97	55	13.45	31	7.05
168	47.19	296	60.04	237	57.95	227	51.59
119	33.43	110	22.31	100	24.45	129	29.32
36	10.11	22	4.46	16	3.91	42	9.55
6	1.69	6	1.22	1	0.24	11	2.50
3	100.0	493	100.0	409	100.0	440	100.0

三、模型选取

　　鉴于工作满意度、离职倾向为离散变量，我们用有序 probit 分别估计工作收入对工作满意度及离职倾向的影响。因职业倦怠被视为连续变量，这里用可行广义线性模型（FGLS）估计工作收入对职业倦怠的影响。

（一）有序 probit 模型

　　由于所考查的因变量工作满意度和离职倾向均为有序分类变量，适合利用有序离散选择模型进行考察（崔恩，2003），故选用有序 probit 模型对医生工作激励进行估计。有序 probit 模型可以表达如下：

$$Y_i^* = \beta_0 + \beta_1 Z_i + \beta_2 X_i + \varepsilon_i \tag{2-1}$$

　　其中，Y_i^* 表示医生 i 的工作激励状态（工作满意度和离职倾向），属于潜在的不可观测（unobservable）的变量，Y_i^* 很低，表示工作激励状态很低，随着 Y_i^* 的提高，医生 i 的工作激励水平不断增加。Z_i 是影响医生激励的工作收入。X_i 是医生的一系列个体特征控制变量。ε_i 是随机扰动项，假设服从正态分布。尽管 Y_i^* 不可观测得到，但是我们可以观测到医生基于 Y_i^* 而做出的工作激励的主观评价：当 Y^* 表示工作满意度时：

$$Y_i = \begin{cases} 1\ (\text{非常不满意}) & if\ -\infty < Y_i^* < \tau_1 \\ 2\ (\text{不满意}) & if\ \tau_1 \leq Y_i^* < \tau_2 \\ 3\ (\text{一般}) & if\ \tau_2 \leq Y_i^* < \tau_3 \\ 4\ (\text{满意}) & if\ \tau_3 \leq Y_i^* < \tau_4 \\ 5\ (\text{非常满意}) & if\ \tau_4 \leq Y_i^* < \infty \end{cases}$$

其中，τ_1、τ_2、τ_3、τ_4 是模型的门槛参数。

当工作激励 Y^* 为离职倾向时，

$$
Y_i = \begin{cases}
1 \ (\text{非常不满意}) & if \quad -\infty < Y_i^* < \gamma_1 \\
2 \ (\text{不同意}) & if \quad \gamma_1 \leqslant Y_i^* < \gamma_2 \\
3 \ (\text{一般}) & if \quad \gamma_2 \leqslant Y_i^* < \gamma_3 \\
4 \ (\text{同意}) & if \quad \gamma_3 \leqslant Y_i^* < \gamma_4 \\
5 \ (\text{非常同意}) & if \quad \gamma_4 \leqslant Y_i^* < \infty
\end{cases}
$$

其中，γ_1、γ_2、γ_3、γ_4 是模型的门槛参数。

个体 i 选择某种工作激励状态的概率为：

$$\Pr(Y_i = 1) = Pr(\varepsilon_i < v1 - \beta_0 - \beta_1 Z_i - \beta_2 X_i) = \Phi(v1 - \beta_0 - \beta_1 Z_i - \beta_2 X_i)$$

$$\Pr(Y_i = 2) = Pr(\varepsilon_i < v2 - \beta_0 - \beta_1 Z_i - \beta_2 X_i) - Pr(\varepsilon_i - v1 - \beta_0 - \beta_1 Z_i - \beta_2 X_i)$$
$$= \Phi(v2 - \beta_0 - \beta_1 Z_1 - \beta_2 X_i) - \Phi(v1 - \beta_0 - \beta_1 Z_i - \beta_2 X_i)$$

$$\Pr(Y_i = 3) = Pr(\varepsilon_i < v3 - \beta_0 - \beta_1 Z_i - \beta_2 X_i) - Pr(\varepsilon_i - v2 - \beta_0 - \beta_1 Z_i - \beta_2 X_i) -$$
$$Pr(\varepsilon_i < v1 - \beta_0 - \beta_1 Z_i - \beta_2 X_i)$$
$$= \Phi(v3 - \beta_0 - \beta_1 Z_1 - \beta_2 X_i) - \Phi(v2 - \beta_0 - \beta_1 Z_i - \beta_2 X_i) -$$
$$\Phi(v1 - \beta_0 - \beta_1 Z_i - \beta_2 X_i)$$

$$\Pr(Y_i = 4) = Pr(\varepsilon_i < v4 - \beta_0 - \beta_1 Z_i - \beta_2 X_i) - Pr(\varepsilon_i - v3 - \beta_0 - \beta_1 Z_i - \beta_2 X_i) -$$
$$Pr(\varepsilon_i < v2 - \beta_0 - \beta_1 Z_i - \beta_2 X_i) - Pr(\varepsilon_i < v1 - \beta_0 - \beta_1 Z_i - \beta_2 X_i)$$
$$= \Phi(v4 - \beta_0 - \beta_1 Z_1 - \beta_2 X_i) - \Phi(v3 - \beta_0 - \beta_1 Z_i - \beta_2 X_i) -$$
$$\Phi(v2 - \beta_0 - \beta_1 Z_i - \beta_2 X_i) - \Phi(v1 - \beta_0 - \beta_1 Z_i - \beta_2 X_i)$$

$$\Pr(Y_i = 5) = Pr(\varepsilon_i > v4 - \beta_0 - \beta_1 Z_i - \beta_2 X_i) = 1 - \Phi(v4 - \beta_0 - \beta_1 Z_i - \beta_2 X_i)$$

其中，$\Phi(\cdot)$ 是正态分布函数。解释变量的系数 β 以及门槛参数通过最大化似然函数极大化来获得。

当 Y^* 为医生的工作满意度时，回归估计参数 β_1 可以解释为：若其为正，则随着对应的解释变量的增长，工作满意度将会降低低类别的概率而提高高类别的概率，即工作满意度会有一定的概率从低满意度转向高满意度。

当 Y^* 为医生的离职倾向时，回归系数 β_1 可以解释为：若其为正，则随着对应的解释变量的增长，被解释变量离职倾向将会降低低类别的概率而提高高类别的概率，即离职倾向会从低离职概率转向高离职概率。

（二）可行广义线性模型

当医生的工作激励状态 Y^* 为职业倦怠时，采用修正的麦斯拉奇工作倦怠量表（简称 MBI）。为避免对基于职业倦怠得分进行倦怠程度划分的主观性，这里不进行主观分类，而是基于得分衡量医生的职业倦怠；又考虑到职业倦怠分布趋向正态分布（图 2－1，见前），将职业倦怠视为连续变量，采用可行的广义最小二乘估计（FGLS）。

此时

$$Y_i = \beta_0 + \beta_1 Z_i + \beta_2 X_i + \varepsilon_i \qquad (2-2)$$

其中，Y_i 为职业倦怠，权重选择第一阶段估计的方差预测值。

在上述基准回归的基础上，本章还进一步考察了工作收入分别对县级医疗机构和乡镇卫生院两个不同层级医院医生工作激励的影响：

$$Y_{ij}^* = \beta_{1j} Z_{ij} + \beta_{2j} X_{ij} + \varepsilon_{ij} \qquad (2-3)$$

其中 j 取 0 和 1 两个值。$j = 1$ 表示为县级医疗机构医生；$j = 0$ 表示为乡镇卫生院医生。由于农村医生在县乡两个层次上有显著的差异，分别考察工作收入对县级医疗机构和乡镇卫生院两级层次的医生的工作激励具有重要的意义。

除此之外，考虑到医疗行业知识人力资本的特殊性，本章还考察了工作收入对不同年龄段医生工作激励的影响：

$$Y_{ik}^* = \beta_{1k} Z_{ik} + \beta_{2k} X_{ik} + \varepsilon_{ik} \qquad (2-4)$$

其中 k 取 0 和 1 两个值。$k = 0$ 表示年龄小于 35 岁的"85 后"年轻医生样本；$k = 1$ 表示年龄大于 35 岁的医生样本。

第二节　工作收入对工作激励影响的实证结果分析

一、基准回归

基于上述实证模型，估计工作收入满意度对医生的工作激励的影响见表 2－19。模型 1 中工作收入满意度的估计系数为正，且在 1% 的显著性水平上通过检验，表明控制住基本个体特征之后，工作收入满意度更高的医生对其工作满意度给予更高评价的概率更大。模型 2 工作收入满意度的估计系数为负，且在 1% 的显著性水平上通过检验，表明工作收入满意度更高的医生，离开本医院工作而自由执业的意向更低。模型 3 中工作收入满意度的估计系数为负值，且在 1% 的显著性水平上通过检验，表明工作收入满意度越高的医生，离开医院不再从医的意向越低。模型 4 中工作收入满意度的估计系数为负值，且在 1% 的显著性水平上通过检验，说明收入越满意，职业倦怠的程度越低。

表 2-19　工作收入对工作激励影响的估计结果

	模型 1	模型 2	模型 3	模型 4
	工作满意度	离职倾向 1	离职倾向 2	职业倦怠
	有序 probit	有序 probit	有序 probit	FGLS
工作收入	0.726 ***	-0.388 ***	-0.329 ***	-0.341 ***
	(0.043 6)	(0.037 1)	(0.036 7)	(0.026 9)
职称	-0.005 81	0.110 *	0.087 6	0.008 45
	(0.060 4)	(0.057 0)	(0.056 8)	(0.048 1)
性别	0.039 7	-0.276 ***	-0.079 7	-0.073 9
	(0.079 6)	(0.075 2)	(0.074 8)	(0.063 0)
教育程度	-0.081 7	-0.016 5	0.013 2	0.084 6 *
	(0.060 4)	(0.056 9)	(0.056 8)	(0.047 8)
从医年限	0.072 3 *	-0.072 9 *	-0.059 6	-0.035 7
	(0.042 7)	(0.040 1)	(0.040 1)	(0.035 6)
婚姻状态	0.138	-0.264 **	-0.093 3	-0.127
	(0.120)	(0.113)	(0.113)	(0.088 6)
/cut1	-0.199	-2.980 ***	-2.521 ***	
	(0.224)	(0.223)	(0.220)	
/cut2	0.450 **	-1.776 ***	-1.329 ***	
	(0.221)	(0.214)	(0.210)	
/cut3	2.279 ***	-0.910 ***	-0.379 *	
	(0.232)	(0.209)	(0.208)	
/cut4	4.015 ***	0.108	0.633 ***	
	(0.252)	(0.209)	(0.210)	
Constant				0.142
				(0.160)
r2_ p (r2)	0.156	0.054 3	0.036 2	0.178
N	849	849	849	849

注：括号中是估计标准误差，*** $p < 0.01$，** $p < 0.05$，* $p < 0.1$。

二、稳健性检验

(一) 基于主成分分析提取工作倦怠公因子作为因变量

本书将工作倦怠作为工作激励的重要纬度进行考察，而工作倦怠包含多个变量对医生工作状态进行衡量。在基准模型中，我们将多个变量进行加总，对于工作倦怠整体情况进行考察，在稳健性检验中，尝试利用主成分分析提取工作倦怠的公因子，对工作倦怠整体程度进行考察。由于本书是基于修正的 MBI 的工作倦怠量表，通过主成分提取的大于 1 的特征根的公因子有两个（记为 f_1 和 f_2）。

从表 2 - 20 中可以看出，公因子 f_1 和变量 A_3、A_4 和 A_5 正相关，与变量 A_1，A_2 负相关关系，我们称之为"低成就感因子"。公因子 f_2 和变量 A_1 和 A_2 正相关，我们概括为"情绪耗竭因子"。将低成就感因子 f_1 和情绪耗竭因子 f_2 分别作为因变量，考察工作收入满意度对工作倦怠的影响，结果如表 2 - 21 所示。表 2 - 21 的模型 1 中，工作收入满意度的估计系数在 1% 的水平上显著为正，说明随着工作收入满意度提高，医生的成就感增加。模型 2 中，工作收入满意度的估计系数在 1% 的水平上显著为负，说明随着工作收入满意度提高，医生的情绪耗竭度下降。支持本章的基本结论。

表 2 - 20　公因子与各变量相关性

变量名	变量含义	f_1 （低成就感因子）	f_2 （情绪耗竭因子）
A_1	每天下班时我感到筋疲力尽	- 0.175 7	0.675 7
A_2	我在工作中经常有挫败感	- 0.295 1	0.614 6
A_3	我经常感到工作有成就感	0.571 8	0.089 5
A_4	当我工作时，时间总是过得飞快	0.469 0	0.377 0
A_5	我对从事的专业感兴趣	0.578 9	0.124 6

(二) 职业选择作为因变量的分析

本章进一步考察工作收入对于职业选择的影响，作为稳健性检验。利用"如果重新选择职业我还会选择现在的职业"与"我支持将来子女学医"作为两个职业选择的变量，结果如表 2 - 21 所示。模型 3 的工作收入满意度的估计系数在 1% 水平上显著，说明随着工作满意度的提高，医生若再一次择业，仍选择现在的职业的概率增加。模型4中的工作收入满意度估计系数在1%的水平上显著为正，表明随着工作收入满意度的增加，医生支持其子女将来学医的概率也会增加。模型4、模型1和模型2估计结果一致性表明，工作收入满意度显著影响职业吸引力。即随着工作收入满意度的提高，医生职业吸引力增加，进一步佐证了工作收入是影响医生工作激励的重要因素。

表 2 – 21　稳健性检验

	模型 1	模型 2	模型 3	模型 4
	低成就感因子	情绪耗竭因子	重新择业	子女择业
	FGLS	FGLS	有序 probit	有序 probit
工作收入	0.283 ***	- 0.304 ***	0.489 ***	0.515 ***
	(0.031 8)	(0.031 8)	(0.038 4)	(0.038 4)
职称	0.087 7 *	0.049 8	- 0.029 8	- 0.086 2
	(0.050 9)	(0.050 8)	(0.057 4)	(0.057 5)
性别	- 0.094 5	- 0.093 3	0.068 8	- 0.075 1
	(0.066 9)	(0.066 8)	(0.075 9)	(0.075 7)
教育程度	- 0.014 5	0.105 **	- 0.094 4	- 0.041 0
	(0.050 7)	(0.050 6)	(0.057 5)	(0.057 5)
从医年限	0.100 0 ***	0.084 8 **	0.070 5 *	0.064 0
	(0.035 8)	(0.035 8)	(0.040 5)	(0.040 5)
婚姻状态	0.158	- 0.045 7	- 0.097 9	0.055 4
	(0.101)	(0.101)	(0.114)	(0.115)
/cut1			0.284	0.040 0
			(0.211)	(0.211)
/cut2			1.198 ***	0.957 ***
			(0.214)	(0.213)
/cut3			2.009 ***	1.704 ***
			(0.217)	(0.216)
/cut4			3.205 ***	3.212 ***
			(0.233)	(0.231)

续表

	模型 1	模型 2	模型 3	模型 4
	低成就感因子	情绪耗竭因子	重新择业	子女择业
	FGLS	FGLS	有序 probit	有序 probit
Constant	−1.200***	0.298		
	(0.184)	(0.183)		
r2_p（r2）	0.120	0.124	0.0713	0.0758
N	849	849	849	849

注：括号中是估计标准误差，***p<0.01，**p<0.05，*p<0.1。

（三）基于客观衡量的工作收入的分析

利用医生月收入的分段变量作为工作收入的客观衡量指标，考察医生的工作收入对工作激励的影响，估计结果如表2-22所示。模型1中工作收入的估计系数在1%水平上显著为正，表明随着医生的工作收入的提高，医生的工作满意度从不满意到满意提高的概率会增加。模型2中工作收入在5%的水平上显著为负，表明随着医生工作收入的提高，医生离开本医院自由执业的倾向降低。模型3、模型4中工作收入的估计系数不显著。从工作收入的客观衡量来看，基本支持了本章的主要结论。

表2-22　客观收入对医生工作激励的估计结果

	模型 1	模型 2	模型 3	模型 4
	工作满意度	离职倾向 1	离职倾向 2	职业倦怠
	有序 probit	有序 probit	有序 probit	FGLS
月收入分段	0.163***	−0.117**	−0.035 9	−0.056 5
	(0.057 0)	(0.055 2)	(0.055 1)	(0.053 6)
职称	−0.015 2	0.115*	0.070 5	0.000 625
	(0.062 0)	(0.060 1)	(0.060 0)	(0.065 6)
性别	0.119	−0.315***	−0.119	0.025 6
	(0.077 1)	(0.075 1)	(0.074 7)	(0.076 1)
教育程度	−0.158***	0.045 6	0.045 5	0.212***
	(0.061 1)	(0.059 1)	(0.059 1)	(0.059 9)
从医年限	0.019 5	−0.042 9	−0.039 8	0.008 32
	(0.041 4)	(0.040 0)	(0.040 0)	(0.044 8)

续表

	模型1	模型2	模型3	模型4
	工作满意度	离职倾向1	离职倾向2	职业倦怠
	有序 probit	有序 probit	有序 probit	FGLS
婚姻状态	0.072 2	− 0.22 2**	− 0.066 5	− 0.210**
	(0.116)	(0.113)	(0.112)	(0.101)
/cut1	− 1.602***	− 1.914***	− 1.588***	
	(0.201)	(0.196)	(0.194)	
/cut2	− 1.076***	− 0.779***	− 0.462**	
	(0.196)	(0.189)	(0.188)	
/cut3	0.397**	0.033 2	0.443**	
	(0.194)	(0.188)	(0.188)	
/cut4	1.810***	0.971***	1.405***	
	(0.201)	(0.190)	(0.193)	
Constant				− 1.000***
				(0.168)
r2_ p（r2）	0.008 43	0.011 6	0.002 93	0.024 3
N	849	849	849	849

注：括号中是估计标准误差，*** $p < 0.01$，** $p < 0.05$，* $p < 0.1$。

（四）福利待遇的分析

利用福利待遇作为经济收入的替代变量，考察医生工作收入对其工作激励的影响，估计结果见表 2 - 23。模型 1 中福利待遇满意度的估计系数在 1% 的水平上显著为正，表明福利待遇越满意，医生对工作满意度从低满意水平到高满意水平评价的概率增加了。模型 2 和模型 3 中福利待遇的估计系数均在 1% 的水平上显著为负，说明随着福利待遇满意度的提高，离职倾向下降。模型 4 中福利待遇的估计系数在 1% 的水平上显著为负，说明随着福利待遇的提高，职业倦怠的程度也有所下降，也支持本章的主要结论。

表 2-23 福利待遇对医生工作激励影响的估计结果

	模型 1	模型 2	模型 3	模型 4
	工作满意度	离职倾向 1	离职倾向 2	职业倦怠
	有序 probit	有序 probit	有序 probit	FGLS
福利待遇	0.712 ***	− 0.429 ***	− 0.359 ***	− 0.338 ***
	(0.042 7)	(0.036 8)	(0.036 2)	(0.025 7)
职称	− 0.017 5	0.121 **	0.096 4 *	0.085 5 *
	(0.060 4)	(0.057 1)	(0.056 9)	(0.048 9)
性别	0.023 1	− 0.267 ***	− 0.068 5	0.033 8
	(0.079 7)	(0.075 4)	(0.074 9)	(0.062 4)
教育程度	− 0.070 5	− 0.025 8	0.006 56	0.034 8
	(0.060 4)	(0.057 0)	(0.056 9)	(0.048 4)
从医年限	0.122 ***	− 0.105 ***	− 0.085 5 **	− 0.134 ***
	(0.043 0)	(0.040 4)	(0.040 3)	(0.035 3)
婚姻状态	0.158	− 0.284 **	− 0.105	− 0.189 **
	(0.121)	(0.114)	(0.113)	(0.0865)
/cut1	− 0.097 1	− 3.194 ***	− 2.680 ***	
	(0.227)	(0.227)	(0.223)	
/cut2	0.557 **	− 1.990 ***	− 1.484 ***	
	(0.223)	(0.218)	(0.213)	
/cut3	2.387 ***	− 1.110 ***	− 0.523 **	
	(0.236)	(0.213)	(0.211)	
/cut4	4.118 ***	− 0.0515	0.511 **	
	(0.256)	(0.211)	(0.212)	
Constant				0.241
				(0.160)
r2_ p (r2)	0.156	0.065 3	0.043 8	0.192
N	849	849	849	849

注：括号中是估计标准误差，***$p < 0.01$，**$p < 0.05$，*$p < 0.1$。

三、实证检验结果分析

通过实证研究，我们发现工作收入显著且稳健地影响农村公立医院医生的工作激励。实证结果证明，农村公立医院医生如果对于工作收入不满意，将使得其工作满意度下降，提高其离职倾向，并且增加其职业倦怠。医生属于典型的知识型员工，具有较高的人力资本。医生的进入门槛也较高，不仅医疗专业学习时间较长，学习压力较大，从医资质获取较困难，而且成为医生之后还需要不断学习，投入大量的时间与精力来维持较高的人力资本水平；况且医疗活动往往还伴随着较大的风险。艾瑞（Arrow，1963）认为，医生的工作报酬应当与其承担的风险与人力资本回报相一致。医生既有职业道德的约束，同时也具有"理性人"的特点，较高的人力资本投入与职业风险预期需要较高的物质补偿。我们在调研的过程中感受到，虽然近年来我国加强了对农村地区基层医疗的关注，但对收入的不满意仍然是农村医生抱怨的焦点。

当前我国农村公立医院工资收入的主要依据是 2006 年国家规定的事业单位收入分配制度改革方案，普遍采取岗位绩效工资制度。医生的收入主要由四部分构成，即岗位工资、薪级工资、绩效工资和津补贴。其中，岗位工资、薪级工资和津补贴额度主要与医生的工龄、职称以及工作地点挂钩，相对比较固定；绩效工资的来源则与医院经营情况、医生的业绩密切相关，从我国当前的实践来看，主要从各种检查费、医药费、挂号费、手术费中提取。

农村公立医院与城市医院相比处于弱势地位。如表 2－24 所示，各级综合医院的医疗收入占总收入的比重均达 80% 以上。由于农村公立医院的服务对象是广大农民，农民支付能力较低，农村医疗市场规模有限，导致农村公立医院经营状况在我国医疗服务体系中处于劣势。县级医院是农村三级卫生机构的龙头，但从医生人均业务收入来看，县级综合医院医生的人均业务费明显低于城市医院，2017 年，县属综合医院不到地级市医院的 65%。而作为农村三级卫生机构枢纽的乡镇卫生院，2017 年医师人均业务收入也明显低于服务城市基层的卫生服务中心（见表 2－25）。医疗机构经营水平不高，导致农村医生工作收入处于弱势地位。

表2-24 2017年各级综合医院收入

指标名称	委属	省属	地级市属	县级市属	县属
机构数（个）	25.0	245.0	960.0	1 478.0	1 813.0
平均每所医院总收入（万元）	472 719.4	173 321.9	62 885.9	22 143.6	15 605.8
医疗收入（万元）	426 533.9	157 602.6	56 622.9	19 314.4	13 565.4
财政补助收入（万元）	20 160.7	10 656.5	5 031.0	2 348.0	1 752.6
医疗收入比重（%）	90.2	90.9	90.0	87.2	86.9
财政补助比重（%）	4.3	6.1	8.0	10.6	11.2

数据来源：国家卫生健康委员会编.中国卫生统计年鉴［M］.北京：中国协和医科大学出版社，2018：108

表2-25 城乡医师人均年业务收入

指标名称	2010年	2013年	2014年	2015年	2016年	2017年
城市社区职工人均年业务收入（万元）	12.6	14.5	15.6	16.6	17.6	19.5
城市社区医师人均年业务收入（万元）	34.6	41.0	44.4	47.6	50.6	56.3
乡镇卫生院职工人均年业务收入（万元）	7.2	8.7	9.2	9.6	10.2	11.0
乡镇卫生院医师人均年业务收入（万元）	19.5	24.7	26.4	27.8	29.6	32.0
医师人均年业务收入城乡之比（%）	56.4	60.2	59.5	58.4	58.5	56.8

数据来源：国家卫生健康委员会编.中国卫生统计年鉴［M］.北京：中国协和医科大学出版社，2018：108

当前城乡之间经济发展依旧存在较大差异，城乡之间基础教育、基础设施投入、社会保障等公共服务之间差距也较大。即使在同等收入的条件下，农村医生也往往更倾向于选择在城市工作。现实中，农村医生的工作收入往往远低于城市医生的工作收入。处于弱势地位的农村公立医院医生因为工作收入低，其工作满意度受到了较为严重的影响。当前城市民营医院不断发展，个体执业环境逐渐改善，农村公立医院医生将面临更多的选择。由于农村公立医院工作收入较低，导致医生有离开原单位、自由执业的动力；甚至有的医生还产生了放弃医生职业，从事其他诸如药品销售等方面工作的想法，农村医生的工作稳定性面临着严峻的挑战。我们的实证结果还发现，对工作收入的不满意是医生的职业倦怠的重要原因。由于缺乏必要的物质激励，一些农村医生工作兴趣下降，表现出明显的身心疲惫与耗竭。在稳健性检验中，我们发现收入的不满意还降低了医生让子女继续从医的动力，福利待遇也显著影响着医生的工作满意度与医生的离职倾向，对职业倦怠也有一定影响。从广义来看，福利待遇也属于医生工作的所得，是医生的物质回报的重要组成部分。该结论进一步佐证了，对于农村医生的工作激励而言，物质待遇是非常重要的影响因素。

第三节　工作收入对工作激励影响机制的探讨

一、影响机制假说的提出

我们的实证回归结果表明，医生工作收入与工作激励有着密切的关系，本节将进一步对工作收入影响工作激励的机制进行研究。

"付出—回报失衡"（effort - reward imbalance，ERI）是应用心理学的重要理论。皮特（Peter，1999）认为，"付出—回报失衡"将引起心理的持续紧张，最终影响个人健康。伊利埃（Irie，2004）将"付出—回报失衡"作为评估职业紧张的重要维度。我们借助"付出—回报失衡"这一理论来讨论收入影响工作激励的机制。下面我们提出影响机制假说：

假说1：工作收入通过"付出—回报失衡"这一渠道影响医生的工作激励。

社会地位是个人在社会阶层中的相对位置，不同的工作给个人带来了不同的受尊重感，但工作收入又是社会地位的物质基础。社会地位对工作状态可能有重要影响。由此我们提出影响机制假说：

假说2：工作收入通过"社会地位"这一渠道影响工作激励。

二、模型的选取

我们采用常用的递归模型讨论工作收入对医生工作激励的影响机制。由于递归方程模型考虑到了多环节的因果结构，较普通单方程模型具有分析层次更深的优势。

结合上述基准方程构建递归方程

$$W_i = \theta_0 + \theta_1 Z_i + \theta_2 X_i + \zeta_i \tag{2-5}$$

$$Y_i^* = \lambda_0 + \lambda_1 Z_i + \lambda_2 W_i + \lambda_4 X_i + \upsilon_i \tag{2-6}$$

其中，W 表示付出—回报失衡或社会地位，其他变量的含义与前述表示一致。

为识别上述影响机制是否存在，这里采用学术界常用的海耶斯（Hayes，2009）提出的中介效应的检验方法。首先，方程（2-1）或（2-2）的估计系数 β_1 显著且为正值，则表明工作收入对医生工作激励有促进作用；其次，估计方程（2-5）的预期系数 θ_1 估计结果显著为正，说明工作收入对中介变量付出—回报失衡或社会地位有正向影响；最后，如果工作收入对医生的激励影响机制存在，则方程（2-6）估计系数 λ_1 显著为正，并且要小于 β_1。

文献中通常用 Sobel 系数检验方法验证影响机制（中介效应）（Sobel，1982）。Sobel 检验原理：原假设为影响机制（中介效应）模型路径上的系数乘积为 0，即 $H_0: \theta_1 \times \lambda_2 = 0$。

Sobel 检验的 Z 统计量计算如下：

$$Z = \theta_1 \times \lambda_2 / \sqrt{\theta_1^2 \times S_{\lambda_2}^2 + \lambda_2 \times S_{\theta_1}^2} \tag{2-7}$$

$S_{\theta_1}^2$ 和 $S_{\lambda_2}^2$ 分别表示估计系数 θ_1 和 λ_2 的标准误的平方。若 Z 统计量拒绝原假设，则表明影响机制（中介效应）显著。

三、变量描述

（一）付出—回报失衡

"付出—回报失衡"通过"工作收入完全体现出我的工作付出"这一问题来测量。

如表 2-26 所示，整体上只有 18.3% 的农村医生认为工作收入完全体现出其工作付出。高达 44.6% 的医生认为其工作收入不能体现工作付出。从县乡两级医疗机构来看，乡镇卫生院的认可度更低，17.8% 的乡镇卫生院医生认为其工作收入体现了工作付出，45.9% 的乡镇卫生院医生认为工作收入没有体现出其工作付出。

表2－26 "付出—回报失衡"的描述统计

		县级医疗机构	乡镇卫生院	总计
非常不同意、不同意	频数	124	255	379
	频率（%）	42.32	45.86	44.64
一般	频数	113	202	315
	频率（%）	38.57	36.33	37.10
同意、非常同意	频数	56	99	155
	频率（%）	19.11	17.81	18.26
总体	频数	293	556	849
	频率（%）	100	100	100

（二）社会地位

用"我的工作使我更有社会地位"这一问题来考察医生对于自己社会地位的认识，它反映了医生对于自己在社会阶层所处地位的一种综合认识。我们认为，医生自身的认识对其工作积极性有着密切的影响。如表2－27示，整体上，农村医生对医生这一职业给其带来的社会地位的认可度不高。其中21%的医生不认为职业给其带来了社会地位。工作带来社会地位自评的认可度在县乡两级机构存在一定差异，乡镇卫生院仅有27.5%的医生认为工作给其来了较高的社会地位，县级医院只有29%医生持相同的想法。

表2－27 "社会地位"的描述统计

		县级医疗机构	乡镇卫生院	总计
非常不同意、不同意	频数	42	136	178
	频率（%）	14.33	24.46	20.97
一般	频数	166	267	433
	频率（%）	56.66	48.02	51.00
同意、非常同意	频数	85	153	238
	频率（%）	29.01	27.52	28.03
总体	频数	293	556	849
	频率（%）	100	100	100

四、影响机制的实证分析

(一)"付出—回报失衡"影响机制的实证分析

我们的实证结果证明,工作收入通过"付出—回报失衡"影响医生的工作激励。表2-28中,模型1中的工作收入满意度的估计系数在1%的水平上显著为正,说明工作收入影响医生的"付出—回报失衡"评价,随着医生对其工作收入满意度提高,他越认可收入体现了工作付出和努力。模型2中,工作收入的估计系数在1%的水平上显著为正,比较本表(即表2-28)中模型2工作收入的估计系数和表2-19模型1中工作收入的估计系数,发现加入"付出—回报失衡"这一变量之后,工收入对医生工作满意度的影响降低,说明工作收入通过影响医生的"付出—回报失衡"而影响工作满意度。同样地,模型3和模型4中工作收入的估计系数在1%的水平上显著为负,分别比较本表模型3和模型4及表2-19模型2和模型3,可以看出,工作收入通过"付出—回报失衡"影响医生的离职倾向。模型5中工作收入的估计系数在1%的水平上显著为负,比较本表模型5和表2-19模型4中的工作收入的估计系数,可见工作收入满意度通过医生的"付出—回报失衡"影响其职业倦怠。

表2-28 "付出—回报失衡"影响机制的估计结果

	模型1	模型2	模型3	模型4	模型5
	付出—回报失衡	工作满意度	离职倾向1	离职倾向2	职业倦怠
	有序 probit	有序 probit	有序 probit	有序 probit	FGLS
工作收入	1.349 ***	0.483 ***	-0.260 ***	-0.149 **	-0.252 ***
	(0.053 4)	(0.063 3)	(0.058 4)	(0.058 1)	(0.041 2)
付出—回报失衡		0.324 ***	-0.163 ***	-0.228 ***	-0.126 ***
		(0.061 7)	(0.057 3)	(0.057 5)	(0.042 0)
职称	-0.132 **	0.020 8	0.097 7 *	0.070 4	0.022 2
	(0.061 8)	(0.060 9)	(0.057 2)	(0.057 1)	(0.048 0)
性别	0.226 ***	-0.000 213	-0.258 ***	-0.051 7	-0.050 8
	(0.081 9)	(0.080 4)	(0.075 6)	(0.075 2)	(0.062 6)
教育程度	-0.084 4	-0.066 8	-0.025 1	0.001 34	0.062 6
	(0.061 8)	(0.060 7)	(0.056 9)	(0.056 9)	(0.047 7)

续表

	模型 1	模型 2	模型 3	模型 4	模型 5
	付出—回报失衡	工作满意度	离职倾向 1	离职倾向 2	职业倦怠
	有序 probit	有序 probit	有序 probit	有序 probit	FGLS
从医年限	-0.004 91	0.074 6*	-0.073 8*	-0.060 9	-0.069 7**
	(0.043 3)	(0.042 9)	(0.040 2)	(0.040 1)	(0.035 5)
婚姻状态	0.064 0	0.124	-0.258**	-0.082 9	-0.070 8
	(0.123)	(0.121)	(0.113)	(0.113)	(0.087 6)
/cut1	1.590***	0.025 1	-3.109***	-2.705***	
	(0.231)	(0.229)	(0.228)	(0.225)	
/cut2	2.967***	0.688***	-1.902***	-1.505***	
	(0.245)	(0.226)	(0.218)	(0.215)	
/cut3	4.692***	2.556***	-1.031***	-0.546**	
	(0.262)	(0.240)	(0.214)	(0.212)	
/cut4	6.482***	4.332***	-0.004 89	0.481**	
	(0.303)	(0.262)	(0.213)	(0.214)	
Constant					0.285*
					(0.162)
r2_ p (r2)	0.338	0.170	0.057 5	0.042 7	0.195
N	849	849	849	849	849

注：括号中是估计标准误差，***$p < 0.01$，**$p < 0.05$，*$p < 0.1$。

利用 Sobel 检验方法，基于 bootstrap 重复 500 次，检验工作"付出—回报失衡"这一作用机制是否显著，检验结果如表 2 - 29 所示。表 2 - 29 中，针对工作激励的各因变量的机制检验，除离职倾向 2 中的直接效应在 5% 的水平上显著之外，其余各间接影响的显著程度均在 1% 的水平上显著，一致性地表明工作收入通过"付出—回报失衡"这一作用机制影响医生的工作激励。

表 2 - 29　"付出—回报失衡"影响机制的检验

	Observed	Bootstrap	z	P > z	Normal	based
	Coef.	Std. Err.			［95% Conf.	Interval］
工作满意度						
_ bs_ 1a	0.168 8	0.033 8	5.000 0	0.000 0	0.102 6	0.235 1
_ bs_ 2b	0.272 0	0.043 2	6.300 0	0.000 0	0.187 3	0.356 7
离职倾向 1						
_ bs_ 1a	-0.140 8	0.045 6	-3.090 0	0.002 0	-0.230 3	-0.051 4
_ bs_ 2b	-0.212 3	0.056 1	-3.780 0	0.000 0	-0.322 3	-0.102 3
离职倾向 2						
_ bs_ 1a	-0.182 6	0.047 3	-3.860 0	0.000 0	-0.275 3	-0.089 8
_ bs_ 2b	-0.127 0	0.057 6	-2.200 0	0.028 0	-0.239 9	-0.014 1
职业倦怠						
_ bs_ 1a	-0.079 0	0.021 6	-3.650 0	0.000 0	-0.121 5	-0.036 6
_ bs_ 2b	-0.144 6	0.028 3	-5.110 0	0.000 0	-0.200 2	-0.089 1

注：_ bs_ 1 是指间接效应的存在性，_ bs_ 2 是指直接效应的存在性。

从我们的实证分析结果看，对工作收入的不满意会导致农村公立医院医生感觉到"付出—回报失衡"，而"付出—回报失衡"将影响农村医生的工作激励。结合文献与访谈，我们认为，医生在医疗活动中要投入大量的脑力劳动，而且医疗服务对于患者健康乃至生命的影响巨大，医生在工作中承受着较大的工作压力与风险。作为知识型劳动者，医生对于付出与回报公平的要求往往更高，如果高投入与低收入长期存在，将带来员工的心理不平衡，不利于提高员工的工作积极性（荣格等，2000）。在国家政策纷纷放开，鼓励社会资本进入医疗行业，民营医院兴起，医生个人自由执业、多点执业逐步放开的社会背景下，优秀医生在农村公立医院工作的机会成本将不断上升。如果农村公立医院医生长期感觉"付出—回报失衡"，将提高农村医生尤其是优秀医生的离职倾向，不利于农村医生队伍的稳定。

（二）"社会地位"影响机制的实证分析

工作收入通过影响医生的社会地位而对其工作激励产生的影响见表 2 - 30。表 2 - 30 中，模型 1 的工作收入满意度的估计系数在 1% 的水平上显著为正，表明随着医生工作收入满意度的提高，其自评的社会地位也有所上升。模型2至模型5的工作收入满意度的估计系数均在1%的水平上显著不等0，表明随着工作收入满意度的提高，医生工作满意度提高的概率增加，离职倾向下降，且工作倦怠的程度也在下降。

表2-30 "社会地位"影响机制的估计结果

	模型1	模型2	模型3	模型4	模型5
	社会地位	工作满意度	离职倾向1	离职倾向2	职业倦怠
	有序 probit	有序 probit	有序 probit	有序 probit	FGLS
工作收入	1.349 ***	0.483 ***	-0.260 ***	-0.149 **	-0.290 ***
	(0.053 4)	(0.063 3)	(0.058 4)	(0.058 1)	(0.030 4)
社会地位		0.324 ***	-0.163 ***	-0.228 ***	-0.077 6 **
		(0.061 7)	(0.057 3)	(0.057 5)	(0.032 6)
职称	-0.132 **	0.020 8	0.097 7 *	0.070 4	-0.000 228
	(0.061 8)	(0.060 9)	(0.057 2)	(0.057 1)	(0.046 6)
性别	0.226 ***	-0.000 213	-0.258 ***	-0.051 7	-0.054 7
	(0.081 9)	(0.080 4)	(0.075 6)	(0.075 2)	(0.061 7)
教育程度	-0.084 4	-0.066 8	-0.025 1	0.0013 4	0.106 **
	(0.061 8)	(0.060 7)	(0.056 9)	(0.056 9)	(0.047 4)
从医年限	-0.004 91	0.074 6 *	-0.073 8 *	-0.060 9	-0.034 0
	(0.043 3)	(0.042 9)	(0.040 2)	(0.040 1)	(0.035 3)
婚姻状态	0.064 0	0.124	-0.258 **	-0.082 9	-0.157 *
	(0.123)	(0.121)	(0.113)	(0.113)	(0.086 2)
/cut1	1.590 ***	0.0251	-3.109 ***	-2.705 ***	
	(0.231)	(0.229)	(0.228)	(0.225)	
/cut2	2.967 ***	0.688 ***	-1.902 ***	-1.505 ***	
	(0.245)	(0.226)	(0.218)	(0.215)	
/cut3	4.692 ***	2.556 ***	-1.031 ***	-0.546 **	
	(0.262)	(0.240)	(0.214)	(0.212)	
/cut4	6.482 ***	4.332 ***	-0.004 89	0.481 **	
	(0.303)	(0.262)	(0.213)	(0.214)	

续表

	模型 1	模型 2	模型 3	模型 4	模型 5
	社会地位	工作满意度	离职倾向 1	离职倾向 2	职业倦怠
	有序 probit	有序 probit	有序 probit	有序 probit	FGLS
Constant					0.228
					(0.166)
r2_ p（r2）	0.338	0.170	0.057 5	0.042 7	0.177
N	849	849	849	849	849

注：括号中是估计标准误差，***$p < 0.01$，**$p < 0.05$，*$p < 0.1$。

工作收入通过影响医生的社会地位从而影响其工作激励的机制是否存在，基于 sobel 检验的 bootstrap 方法结果如表 2－31 所示。表中除离职倾向 1 中的间接效应不显著之外，其他均在 1% 水平上显著，大体上支持了存在工作收入通过影响医生的社会地位从而影响其工作激励这一机制。

表 2－31　"社会地位"影响机制的检验

	observed	bootstrap	z	P > z	normal	based
	Coef.	Std. Err.			[95% Conf.	Interval]
工作满意度						
_ bs_ 1a	0.082 8	0.013 6	6.100 0	0.000 0	0.056 2	0.109 4
_ bs_ 2b	0.358 0	0.027 1	13.210 0	0.000 0	0.304 9	0.411 2
离职倾向 1						
_ bs_ 1a	－ 0.022 9	0.015 6	－ 1.470 0	0.142 0	－ 0.053 6	0.007 7
_ bs_ 2b	－ 0.330 2	0.039 9	－ 8.280 0	0.000 0	－ 0.408 4	－ 0.252 0
离职倾向 2						
_ bs_ 1a	－ 0.060 2	0.017 5	－ 3.440 0	0.001 0	－ 0.094 5	－ 0.025 9
_ bs_ 2b	－ 0.249 3	0.040 7	－ 6.120 0	0.000 0	－ 0.329 2	－ 0.169 5
职业倦怠						
_ bs_ 1a	－ 0.043 0	0.008 2	－ 5.230 0	0.000 0	－ 0.059 1	－ 0.026 9
_ bs_ 2b	－ 0.180 7	0.017 0	－ 10.650 0	0.000 0	－ 0.213 9	－ 0.147 4

注：_ bs_ 1 是指间接效应的存在性，_ bs_ 2 是指直接效应的存在性。

上述实证结果表明，工作收入带来了社会地位的提高，而社会地位对工作激励有显著影响。我们认为：一方面，收入是社会地位的重要物质基础，如果没有收入的保证，职业荣誉带来的社会地位也将大打折扣。当前农村消费也存在较强的"攀比效应"与"棘轮效应"。我们在访谈中发现，一些乡镇卫生院的医生选择在教育水平更高、公共设施更好、生活更加便利的县城买房；许多县级医院的医生则倾向于在市区买房，这些都构成了他们生活中较大的开销。农村公立医院的医生属于典型的工薪阶层，这些购房需求对工作收入提出了较高的要求。另一方面，社会地位具有相对性。我们在访谈中发现，属于农村精英的乡镇卫生院的医生中，有相当一批人感觉自身在农村各职业群体（如长途货运司机、个体饭店经营者、建筑技术工）中相对收入不具有优势；与农村中的外出打工者相比，其收入往往也不具有优势。一些乡镇卫生院的医生还反映，其收入水平低于农村中小学教师。这些都直接导致农村医生对自身社会地位的自我评价不高，工作激励下降，甚至导致部分医生产生放弃现有职业、另谋出路的想法。

第四节　子样本的进一步讨论

考虑到收入对医生的工作激励可能存在异质性影响，下面我们分子样本进行讨论。

一、分县、乡医院医生子样本的讨论

通过实证研究，我们发现无论对于县级医院医生还是乡镇卫生院医生来说，工作收入对于工作激励的三个主要维度都有显著影响（参见表2－32）；乡镇卫生院医生工作收入对于离职倾向与职业倦怠的影响显著大于县级医院医生。结合文献梳理与本书项目调研，我们认为：

第一，乡镇卫生院经营困难影响了乡镇卫生院的收入。虽然当前我国对于乡镇卫生院采取了"收支两条线"的改革，但在实际操作中，由于县级财政压力较大，有的县依据服务人口等因素提出了乡镇卫生院的收入完成目标。而收入目标的完成情况又与上级单位下拨给乡镇卫生院的支出密切相关，直接影响医生的收入。当前我国对于乡镇卫生院采取基本药物制度，并且对于乡镇卫生院的手术进行了严格的规制。例如，阑尾炎、剖宫产等原本可以在乡镇卫生院进行的手术，在医改之后统一收回二级以上医院。这些都导致乡镇卫生院的经营范围收缩，乡镇卫生院经营困难。乡镇卫生院经营不善，使其难以完成上级主管部门的目标，影响了相关拨款；而且其自身经营能力不高，直接影响了医生的收入与福利待遇。从我们的微观调研来看，乡镇卫生院医生月收入4 000元以下的比重为77%以上，县级医院为42%左右。而6 000元以上收入的，县级医院医生超过21%，乡镇卫生院仅为2.7%（参见表2-16）。由于经营困难导致的收入不高，使乡镇卫生院不仅难以吸引优秀人才，现有医生的工作积极性也受到较大影响。

第二，乡镇卫生院医生收入制度存在"大锅饭"问题。2009年医改后，为解决"以药养医"带来的药价虚高、医生行为扭曲，我国对乡镇卫生院的药价进行了"收支两条线"的改革，对于药品采取了零差价政策。我们在调研中还发现，有的乡镇卫生院取消了挂号费。医改前在市场竞争中形成的医生工资制度被岗位工资主导的薪酬体系代替。医生的工资改革虽然在一定程度上消除了"以药养医"的弊端，但也带来了乡镇卫生院医生吃"大锅饭"的问题。财政补贴有限，导致一些医生实际收入下降或者未能显著提高，严重地影响了乡镇卫生院医生工作的积极性。

表2-32　工作收入对县、乡医生工作激励影响的估计结果

	模型1	模型2	模型3	模型4	模型5	模型6	模型7	模型8
	县级医疗机构	乡镇卫生院	县级医疗机构	乡镇卫生院	县级医疗机构	乡镇卫生院	县级医疗机构	乡镇卫生院
	工作满意度	工作满意度	离职倾向1	离职倾向1	离职倾向2	离职倾向2	职业倦怠	职业倦怠
	有序probit	有序probit	有序probit	有序probit	有序probit	有序probit	FGLS	FGLS
工作收入	0.734 ***	0.727 ***	−0.301 ***	−0.423 ***	−0.155 **	−0.430 ***	−0.165 ***	−0.391 ***
	(0.075 4)	(0.054 2)	(0.062 9)	(0.046 7)	(0.061 7)	(0.046 8)	(0.043 2)	(0.033 8)
职称	−0.261 **	0.080 9	−0.002 29	0.188 ***	0.046 8	0.085 8	0.027 9	0.026 1
	(0.121)	(0.076 5)	(0.112)	(0.072 6)	(0.112)	(0.072 3)	(0.087 0)	(0.064 0)
性别	0.038 9	0.049 4	−0.047 3	−0.448 ***	0.097 5	−0.165 *	0.290 ***	−0.217 ***
	(0.135)	(0.099 8)	(0.125)	(0.095 5)	(0.125)	(0.094 5)	(0.101)	(0.078 0)
教育程度	0.156	−0.190 **	0.091 5	−0.007 24	−0.082 1	0.064 8	0.072 5	0.154 ***
	(0.116)	(0.074 2)	(0.108)	(0.070 0)	(0.108)	(0.070 0)	(0.083 7)	(0.058 1)

续表

	模型 1	模型 2	模型 3	模型 4	模型 5	模型 6	模型 7	模型 8
	县级医疗机构	乡镇卫生院	县级医疗机构	乡镇卫生院	县级医疗机构	乡镇卫生院	县级医疗机构	乡镇卫生院
	工作满意度	工作满意度	离职倾向1	离职倾向1	离职倾向2	离职倾向2	职业倦怠	职业倦怠
	有序 probit	有序 probit	有序 probit	有序 probit	有序 probit	有序 probit	FGLS	FGLS
从医年限	0.163 *	0.066 1	0.148 *	− 0.201 ***	0.043 0	− 0.088 2 *	− 0.054 1	− 0.027 4
	(0.094 0)	(0.051 3)	(0.087 5)	(0.048 8)	(0.087 4)	(0.048 4)	(0.073 5)	(0.042 3)
婚姻状态	0.175	0.164	− 0.535 ***	− 0.027 2	− 0.115	− 0.038 4	0.439 ***	− 0.462 ***
	(0.182)	(0.162)	(0.171)	(0.154)	(0.170)	(0.153)	(0.136)	(0.111)
/cut1	− 0.015 9	− 0.227	− 2.171 ***	− 3.272 ***	− 2.002 ***	− 2.839 ***		
	(0.432)	(0.271)	(0.407)	(0.278)	(0.408)	(0.273)		
/cut2	0.652	0.423	− 1.034 ***	− 1.991 ***	− 1.017 **	− 1.518 ***		
	(0.423)	(0.268)	(0.398)	(0.263)	(0.397)	(0.258)		
/cut3	2.568 ***	2.228 ***	− 0.164	− 1.107 ***	0.008 02	− 0.591 **		
	(0.441)	(0.283)	(0.394)	(0.258)	(0.392)	(0.256)		
/cut4	4.263 ***	4.003 ***	0.707 *	0.025 0	0.948 **	0.498 *		
	(0.478)	(0.307)	(0.396)	(0.255)	(0.400)	(0.256)		
Constant							− 1.042 ***	0.466 **
							(0.306)	(0.187)
r2_ p（r2）	0.156	0.162	0.039 8	0.078 9	0.010 1	0.062 9	0.136	0.277
N	293	556	293	556	293	556	293	556

注：括号中是估计标准误差，***$p < 0.01$，**$p < 0.05$，*$p < 0.1$。

二、不同年龄段医生子样本的讨论

工作收入对不同年龄段医生工作激励的影响是否存在差异？本节对这一问题进行实证分析，结果见表 2 - 33。表中模型 1 和模型 2 的工作收入估计系数在 1% 的水平上显著为正，说明工作收入对 35 岁以下和 35 岁以上年龄段的医生工作满意度均有显著的促进作用。进一步比较可以发现，工作收入对 35 岁以下的医生工作满意度影响更大。模型 3 和模型 4 中工作收入的估计系数在1%的水平上显著为负，说明工作收入对两个年龄段的医生的离职倾向均有负向影响，即工作收入越满意，35岁以下和35岁以上两个年龄段医生离开医院自由执业的倾向都在下降。再进一步比较，工作收入对35岁以上医生离职影响更大。类似地，模型5和模型6也印证了这一点。模型7和模型8中的工作收入满意度的估计系数在1%的水平上显著为负，说明工作收入显著降低了两个年龄段医生的职业倦怠，进一步比较，工作收入对35岁以下医生的职业倦怠的影响力度更大。

表2-33 工作收入对不同年龄段医生工作激励影响的估计结果

	模型1	模型2	模型3	模型4	模型5	模型6	模型7	模型8
	35岁以下	大于35岁	35岁以下	大于35岁	35岁以下	大于35岁	35岁以下	大于35岁
	工作满意度	工作满意度	离职倾向1	离职倾向1	离职倾向2	离职倾向2	职业倦怠	职业倦怠
	有序	有序	有序	有序	有序	有序	FGLS	FGLS
	probit	probit	probit	probit	probit	probit		
工作收入	0.820 ***	0.626 ***	-0.341 ***	-0.434 ***	-0.272 ***	-0.386 ***	-0.414 ***	-0.227 ***
	(0.063 4)	(0.061 3)	(0.050 6)	(0.055 0)	(0.050 2)	(0.054 4)	(0.038 6)	(0.037 1)
职称	-0.012 5	0.027 7	0.112	0.109	0.168 *	0.045 7	0.059 0	-0.019 0
	(0.095 3)	(0.080 6)	(0.088 7)	(0.076 3)	(0.089 0)	(0.075 8)	(0.082 2)	(0.055 9)
性别	-0.076 2	0.128	-0.182	-0.379 ***	0.071 9	-0.225 **	-0.133	-0.007 89
	(0.121)	(0.109)	(0.113)	(0.103)	(0.112)	(0.103)	(0.0951)	(0.079 7)
教育程度	-0.072 0	-0.115	-0.057 7	0.012 4	-0.015 7	0.019 3	0.109	0.088 8
	(0.086 5)	(0.086 3)	(0.080 4)	(0.081 5)	(0.080 5)	(0.081 4)	(0.072 5)	(0.061 5)
从医年限	0.0421	0.137 **	0.0657	-0.0925	0.117	-0.0681	0.178 *	-0.0436
	(0.0965)	(0.0669)	(0.0898)	(0.0631)	(0.0903)	(0.0628)	(0.0927)	(0.0474)
婚姻状态	0.165	0.419	-0.266 **	-0.576	-0.155	-0.112	-0.250 **	0.00622
	(0.138)	(0.379)	(0.129)	(0.362)	(0.129)	(0.355)	(0.115)	(0.300)
/cut1	-0.218	0.216	-2.564 ***	-3.587 ***	-1.938 ***	-2.919 ***		
	(0.317)	(0.504)	(0.307)	(0.496)	(0.303)	(0.486)		
/cut2	0.481	0.830 *	-1.522 ***	-2.209 ***	-0.894 ***	-1.576 ***		
	(0.310)	(0.504)	(0.297)	(0.484)	(0.293)	(0.475)		

续表

	模型1	模型2	模型3	模型4	模型5	模型6	模型7	模型8
	35岁以下	大于35岁	35岁以下	大于35岁	35岁以下	大于35岁	35岁以下	大于35岁
	工作满意度	工作满意度	离职倾向1	离职倾向1	离职倾向2	离职倾向2	职业倦怠	职业倦怠
	有序	有序	有序	有序	有序	有序	FGLS	FGLS
	probit	probit	probit	probit	probit	probit		
/cut3	2.499***	2.510***	-0.643**	-1.343***	0.188	-0.732		
	(0.330)	(0.514)	(0.291)	(0.480)	(0.291)	(0.473)		
/cut4	4.026***	4.495***	0.320	-0.252	1.194***	0.303		
	(0.358)	(0.539)	(0.290)	(0.478)	(0.297)	(0.473)		
Constant							0.0197	-0.285
							(0.234)	(0.388)
r2_p (r2)	0.194	0.126	0.0441	0.0702	0.0323	0.0488	0.241	0.104
N	409	440	409	440	409	440	409	440

注：括号中是估计标准误差，***$p<0.01$，**$p<0.05$，*$p<0.1$。

实证分析结果表明，对于35岁以下的医生而言，工作收入对于其工作满意度、职业倦怠的影响系数显著大于35岁以上的医生。农村公立医院医生的收入往往随着资历、职称、级别而不断增加。在当前乡镇卫生院"收支两条线"及相应工资制度下，医生收入增长与年龄的关系更呈现出线性的特征。年轻医生资历、职称、级别与年老医生相比都处于劣势，收入处于医院的低端。而年轻医生大多面临成家立业、养家糊口的生活压力，对于工资收入更为敏感。随着社会的发展，年轻医生对生活质量的要求也往往更高：一方面是有待提高的工作收入，另一方面是不断增加的生活压力，这导致农村医院医生对于工作收入产生较大的不满意，严重影响了其工作满意度，影响了其工作投入与质量。

实证研究表明，工作收入满意度对中老年医生离职倾向的影响大于对35岁以下的医生。我们认为，年老资深的医生由于临床经验丰富，资历、能力往往更强。而随着民营医院逐步壮大，能够给医生提供较为丰厚的待遇。环境的改变使医生个人自由执业的机会不断增多。中老年医生更容易在公立医院之外找到更好的工作，这也使得工作收入对中老年医生离职倾向的影响更大。

本章实证分析结果表明，工作收入将显著影响农村医生的工作满意度。农村医生对工作收入不满意将导致其工作满意度下降、离职倾向上升、职业倦怠加剧。进一步研究发现，工作收入将通过"付出—回报失衡""社会地位"两条机制影响工作激励。通过实证研究，我们还发现工作收入对于县级医院医生工作满意度的影响更大，对于乡镇卫生院医生的离职倾向与职业倦怠影响更大。分年龄来看，工作收入对于 35 岁以下医生工作满意度与职业倦怠的影响更大，对于 35 岁以上医生离职倾向的影响更大。

2009 年新医改后，我国广受诟病的"以药养医"现象得到缓解，但是打破"以药养医"之后，如何保证医生尤其是基层医生工作收入的稳步提高，成为我国当前医疗改革深入的重点与难点。从我们的实证结果也可以发现，农村医院医生的工作积极性与工作收入有着密切的关系。如果农村医院医生工资长期没有得到有效的提高，医生工作满意度不高，高水平医生流失，留下来的医生产生较强的职业倦怠，都将严重影响农村医疗服务的供给效率与质量。

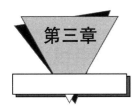

第三章

工作负担与工作激励研究

工作负担是工作者需要投入在工作中的努力程度，又称为工作负荷，是导致员工工作倦怠的重要原因（Moore，1998）。在我们的访谈中，许多医生都表现出对工作负担较重的不满意。本章我们将考察工作负担对工作激励的影响，分析其影响渠道，并对县、乡公立医院以及不同年龄段医生在这方面的异质性影响进行分析。

第一节 变量选取、数据描述与模型选择

一、变量选取

工作激励可以用工作满意度、离职倾向与职业倦怠来衡量（具体指标参照第二章，本章不再赘述）。

工作负担我们主要考虑三个维度，即工作时间、接待病人数、非医疗活动时间。工作时间是对工作负担的一种客观衡量，托马等（Thomas et al.，2008）认为，长时间的工作与职业幸福感呈现出显著的负相关关系，虽然从短期来看，延长时间可以提高机构的产量，但是从长期来看，则容易影响员工的工作积极性，对机构的绩效产生不利影响。布朗（Brown，1996）研究发现，医生追求更多的休闲时间将影响医疗诊断的决策。本章将对医生工作时间进行调查，并以其作为考察工作负担的一个重要维度。

医生主要的服务对象是患者，接待患者数量与医生的工作强度直接相关。考虑到不同科室医疗服务的时间、强度以及接待的患者数量有较大差距，我们这里将医生对接待病人数量的自评情况作为工作负担的另一维度进行考察。

访谈中我们还发现，处于基层的农村公立医院医生对工作中非医疗活动时间过长有较多抱怨。非医疗活动时间主要是指与医生医疗活动无关的行为，包括行政事务、会议、应付上级检查所做的各项工作等。本章也将非医疗活动时间作为工作负担的一个维度进行讨论。

二、相关变量的统计描述

（一）工作时间

我们对农村公立医院医生的工作时间进行了调查。受访者在每天工作"8 小时及以下""8~10 小时""10~12 小时""12 小时以上"四档做出选

择。我们发现，整体而言，农村公立医院医生工作 8 小时以内的仅为 22%，其中县级医院医生工作 8 小时以内的在 13.3%，乡镇卫生院医生则为 26.6%。更多的县级医院医生工作超过 8 小时（参见表 3-1）。分职称来看，我们发现，副高及以上医生工作在 8 小时以下的比例最低（参见表 3-2）。35 岁以上的医生工作时间在 8 小时以下的比重小于 35 岁以下的医生，而男医生工作 8 小时以下的比重小于女医生（参见表 3-3）。

表 3-1　工作时间的县、乡医院分布

每天工作时间		县级医疗机构	乡镇卫生院	总体样本
8 小时及以下	频数	39	148	187
	频率（%）	13.31	26.62	22.03
8~10 小时	频数	166	283	449
	频率（%）	56.66	50.9	52.89
10~12 小时	频数	69	54	123
	频率（%）	23.55	9.71	14.49
12 小时以上	频数	19	71	90
	频率（%）	6.48	12.77	10.6
总体	频数	293	556	849
	频率（%）	100	100	100

表 3-2　工作时间的职称分布

每天工作时间		无职称	初级职称	中级职称	副高及以上
8 小时及以下	频数	60	78	44	5
	频率（%）	33.33	18.71	21.05	11.63
8~10 小时	频数	89	226	110	24
	频率（%）	49.44	54.2	52.63	55.81
10~12 小时	频数	16	57	41	9
	频率（%）	8.89	13.67	19.62	20.93
12 小时以上	频数	15	56	14	5
	频率（%）	8.33	13.43	6.70	11.63
总体	频数	180	417	209	43
	频率（%）	100	100	100	100

表3-3 工作时间的性别、年龄分布

每天工作时间		男	女	小于35岁	35岁以上
8小时及以下	频数	72	115	98	89
	频率（%）	20.22	23.33	23.96	20.23
8~10小时	频数	169	280	222	227
	频率（%）	47.47	56.80	54.28	51.59
10~12小时	频数	65	58	57	66
	频率（%）	18.26	11.76	13.94	15.00
12小时以上	频数	50	40	32	58
	频率（%）	14.04	8.11	7.82	13.18
总体	频数	356	493	409	440
	频率（%）	100	100	100	100

（二）接待病人数

为全面了解当前农村医生的工作负担，本研究还调查了医生接待病人数。调查采用"您认为平均每天诊断的病人数如何?"对医生自评的接待病人数进行考察，受访者在"太少""合理""太多"三个选项中选出最符合自己情况的一项。从接待病人数来看，认为合理的医生占64.9%，但是县级医院仅为55.3%，乡镇卫生院则接近70%（见表3-4）。40.6%的县级医院医生认为每天接待病人数太多，远高于乡镇卫生院的10.3%。从职称来看，副高及以上职称的医生认为接待病人数过多的比重为48.8%，中级职称为26.3%，初级职称仅为18.5%（见表3-5）。23.9%的男医生认为接待病人数太多，而女医生比重为18.5%；35岁以下医生认为接待病人数过多的比例为22%，35岁以上的医生为20%（见表3-6）。

表3-4 接待病人数的县、乡医院分布

		县级医疗机构	乡镇卫生院	总体样本
太少	频数	12	110	122
	频率（%）	4.1	19.78	14.37
合理	频数	162	389	551
	频率（%）	55.29	69.96	64.9

续表

		县级医疗机构	乡镇卫生院	总体样本
太多	频数	119	57	176
	频率（%）	40.61	10.25	20.73
总体样本	频数	293	556	849
	频率（%）	100	100	100

表3-5　接待病人数的职称分布

		无职称	初级职称	中级职称	副高及以
太少	频数	38	53	25	6
	频率（%）	21.11	12.71	11.96	13.95
合理	频数	119	287	129	16
	频率（%）	66.11	68.82	61.72	37.21
太多	频数	23	77	55	21
	频率（%）	12.78	18.47	26.32	48.84
总体	频数	180	417	209	43
	频率（%）	100	100	100	100

表3-6　接待病人数的性别、年龄分布

		男	女	35岁以下	35岁以上
太少	频数	62	60	52	70
	频率（%）	17.42	12.17	12.71	15.91
合理	频数	209	342	267	284
	频率（%）	58.71	69.37	65.28	64.55
太多	频数	85	91	90	86
	频率（%）	23.88	18.46	22	19.55
总体样本	频数	356	493	409	440
	频率（%）	100	100	100	100

（三）非医疗活动占用时间

我们还用"非医疗活动（应付会议和行政管理等工作）占用时间太

长"这一问题衡量医生工作负担，要求受访者在"非常不同意"、"不同意"、"一般"、"同意"和"非常同意"中选出最符合自身情况的一项。对于"非医疗活动占用时间"这一问题，不同群体医生的回答也有较大的差异。乡镇卫生院医生同意、非常同意"非医疗活动占用时间太长"的达到 53.4%，而县级医疗机构医生为 49.8%（见表 3-7）。中级职称医生同意、非常同意"非医疗活动占用时间太长"的达到 57.4%，是各职称医生中最高的（见表 3-8）。男医生同意或者非常同意"非医疗活动占用时间太长"的达到 60.7%，远大于女医生的 46%。35 岁以下医生同意、非常同意"非医疗活动占用时间太长"的达到 48.7%，35 岁以上医生同意、非常同意"非医疗活动占用时间太长"的达到 55.5%（见表 3-9）。

表 3-7 分县、乡医院分布

| | | 不同医疗机构医生 | | |
		县级医疗机构	乡镇卫生院	总体
非医疗活动占用时间太多	非常不同意、不同意 频数	43	55	98
	非常不同意、不同意 频率（%）	14.68	9.89	11.54
	一般 频数	104	204	308
	一般 频率（%）	35.49	36.69	36.28
	同意、非常同意 频数	146	297	443
	同意、非常同意 频率（%）	49.83	53.42	52.18
	总体 频数	293	556	849
	总体 频率（%）	100	100	100

表 3-8 不同职称分布

		无职称	初级职称	中级职称	副高及以上
非医疗活动占用时间太多	非常不同意、不同意 频数	33	34	23	8
	非常不同意、不同意 频率（%）	18.33	8.15	11	18.6
	一般 频数	72	159	66	11
	一般 频率（%）	40	38.13	31.58	25.58
	同意、非常同意 频数	75	224	120	24
	同意、非常同意 频率（%）	41.67	53.72	57.42	55.81
	总体 频数	180	417	209	43
	总体 频率（%）	100	100	100	100

表3-9　不同性别、年龄分布

		男	女	小于35	35以上
非医疗活动占用时间太多	非常不同意、不同意 频数	37	61	57	41
	非常不同意、不同意 频率（%）	10.39	12.37	13.94	9.32
	一般 频数	103	205	153	155
	一般 频率（%）	28.93	41.58	37.41	35.23
	同意、非常同意 频数	216	227	199	244
	同意、非常同意 频率（%）	60.67	46.04	48.66	55.45
	总体 频数	356	493	409	440
	总体 频率（%）	100	100	100	100

三、模型选择

与第二章类似[①]，由于考查的因变量工作满意度和离职倾向均为有序分类变量，使用有序 probit 模型

$$Y_i^* = \beta_0 + \beta_1 Z_i + \beta_2 X_i + \varepsilon_i \qquad (3-1)$$

与上一章类似，当利用职业倦怠作为医生工作激励水平时，Y_i 为可观测的变量，被视为连续变量，采用可行的广义最小二乘估计（FGLS）进行回归。

$$Y_i = \beta_0 + \beta_1 Z_i + \beta_2 X_i + \varepsilon_i \qquad (3-2)$$

Z_i 是影响医生工作激励的工作负担，是本章感兴趣的自变量，具体包括工作时间、接待病人数和非医疗活动占用时间。其余变量的含义与第二章相同，这里不再赘述。

第二节　工作负担对工作激励影响的实证结果分析

一、基准回归

基于上述实证模型，本章分别使用工作时间、接待病人数的评价、非医疗活动时间的评价与工作激励进行回归。

---

① 具体模型选取与阐释参考第二章。

（一）工作时间与工作激励

表3－10是工作时间对工作激励影响的估计结果。模型1中工作时间的估计系数为负，且在1%的显著性水平上通过检验，表明控制住基本个体特征之后，工作时间更长的医生对其工作满意度给予更高评价的概率会降低。模型2工作时间的估计系数为正，且在1%的显著性水平上通过检验，表明工作时间更长的医生离开本医院工作且自由执业意向会增加。模型3中工作时间的估计系数为正值，且在1%的显著性水平上通过检验，表明工作时间越长的医生离开医院不再从医的意向越高。模型4中工作时间的估计系数为正，且在1%的显著性水平上通过检验，说明工作时间越长，医生的职业倦怠程度越高。

我们的实证结果表明，工作时间的增加降低了医生的工作激励。由于医疗服务的特殊性，医院24小时都处于保持运转状态，许多医生需要轮值夜班。而且患者病情的不确定性给医生的工作时间与强度都带来了挑战。工作时间的增加往往导致医生精力消耗较大，工作疲劳感增加，心理压力增大，不利于提高医生的工作积极性。

表3－10 工作时间对工作激励影响的估计结果

	模型1	模型2	模型3	模型4
	工作满意度	离职倾向1	离职倾向2	职业倦怠
	有序 probit	有序 probit	有序 probit	FGLS
工作时间	− 0. 134 ***	0. 206 ***	0. 260 ***	0. 165 ***
	(0. 043 1)	(0. 042 0)	(0. 042 3)	(0. 043 7)
职称	0. 043 6	0. 075 6	0. 062 6	− 0. 035 5
	(0. 058 3)	(0. 056 6)	(0. 056 6)	(0. 061 0)
性别	0. 044 6	− 0. 073 2 *	− 0. 069 9 *	0. 005 6 0
	(0. 041 4)	(0. 040 2)	(0. 040 2)	(0. 044 0)
教育程度	0. 074 5	− 0. 269 ***	− 0. 073 0	0. 064 4
	(0. 077 1)	(0. 075 0)	(0. 074 8)	(0. 075 0)
从医年限	− 0. 095 4	− 0. 008 55	0. 012 8	0. 158 ***
	(0. 058 4)	(0. 056 6)	(0. 056 7)	(0. 056 8)
婚姻状态	0. 075 7	− 0. 230 **	− 0. 074 4	− 0. 201 **
	(0. 116)	(0. 113)	(0. 113)	(0. 099 2)

续表

	模型 1	模型 2	模型 3	模型 4
	工作满意度	离职倾向 1	离职倾向 2	职业倦怠
	有序 probit	有序 probit	有序 probit	FGLS
/cut1	−1.955 ***	−1.486 ***	−1.131 ***	
	(0.213)	(0.204)	(0.203)	
/cut2	−1.431 ***	−0.343 *	0.013 1	
	(0.208)	(0.199)	(0.198)	
/cut3	0.044 6	0.479 **	0.940 ***	
	(0.205)	(0.198)	(0.200)	
/cut4	1.458 ***	1.435 ***	1.935 ***	
	(0.209)	(0.203)	(0.207)	
Constant				−1.287 ***
				(0.179)
r2_ p（r2）	0.054 1	0.072 2	0.022 3	0.036 0
N	849	849	849	849

注：括号中是估计标准误差，*** $p < 0.01$，** $p < 0.05$，* $p < 0.1$。

（二）接待病人数与工作激励

表 3 – 11 是接待病人数对工作激励的影响的估计结果。该表中，模型 1 接待病人数的估计系数为负但不显著；模型 4 接待病人数的估计系数为正，且在 1% 的显著性水平上通过检验，表明医生认为接待病人数越多，其离开本医院工作而自由执业的意向会增加；模型 5 接待病人数的估计系数为正值，且在 1% 的显著性水平上通过检验，表明医生认为接待病人数越多，离开医院不再从医的意向越高；模型 6 接待病人数的估计系数不显著。接待病人数越多，意味着医生的工作强度越大，医生对接待病人数量的自我评判反映了医生对工作强度的认识。

从总体样本来看，医生自评的接待病人数与工作满意度和职业倦怠的关系不显著，我们对此分县、乡对接待病人数与工作满意度和职业倦怠的关系做了进一步的讨论。表 3 – 11 中，模型 2 和模型 3 分别是分乡镇卫生院和县级医院医生两个样本考察的接待病人数对医生工作激励的影响。模型 2 中接待病人数的估计系数在 1% 的显著性水平上为负，说明县级医疗机构医生认为接待病人数越多，直接导致其工作满意度下降。相比之下，模型3中接待病人数的估计系数不显著，说明对乡镇卫生院医生来说，接待病人数对其工作满意度没有显著的影响。模型7中接待病人数显著为负，而模型8中接待病人数不显著。表3－12模型5、6与表3－11模型2、3的结果可以相互印证：县级医院医生接待病人数过多会带来工作满意度下降，并提高职业倦怠，但乡镇卫生院医生接待病人数与工作满意度、职业倦怠之间没有显著关系。进一步，我们分县、乡讨论医生接待病人数与离职倾向的关系，发现医生接待病人数对县级医生的离职倾向影响力度更大。

在调研中我们发现，县级医院医生接待病人数较多，普遍反映工作压力较大，而乡镇卫生院则病人数有限。现有文献也支持乡镇卫生院规模缩小，"门可罗雀"（李伯阳，2016）的看法。由于当前乡镇卫生院接待病人数有限，接待病人数不成为影响乡镇卫生院医生的主要工作压力来源，但接待病人数的负担对县级医院医生的工作激励具有显著的负影响。我们认为，近年来随着新农合的广泛实施、扶贫力度的加强以及农村居民收入的提高，农民的就医能力得到了显著提高。虽然乡镇卫生院的报销比例普遍高于县级公立医院，但是其医疗服务的范围与质量远不如县级公立医院；与城市医院相比，虽然城市医院往往医疗服务能力比县级公立医院更高，但一方面，新农合报销中县级医院的比例高于城市医院，另一方面，城市医院的就医成本更高。所以广大农民集中于县级公立医院就诊，导致县级公立医院人满为患。县级公立医院的医生普遍感觉工作忙碌，较大的工作强度使其工作满意度降低，增加了职业倦怠，提高了离职倾向。

表3－11   接待病人数对工作激励影响的估计结果

	模型1	模型2	模型3	模型4	模型5	模型6
	总体样本	县级医院	乡镇卫生院	总体样本	县级医院	乡镇卫生院
	工作满意度	工作满意度	工作满意度	离职倾向1	离职倾向1	离职倾向1
	有序 probit	有序 probit	有序 probit	有序 probit	有序 probit	有序 probit
接待病人数	－0.039 7	－0.400 ***	0.072 0	0.198 ***	0.395 ***	0.223 ***
	(0.064 5)	(0.116)	(0.085 1)	(0.062 9)	(0.112)	(0.083 3)

续表

	模型 1	模型 2	模型 3	模型 4	模型 5	模型 6
	总体样本	县级医院	乡镇卫生院	总体样本	县级医院	乡镇卫生院
	工作满意度	工作满意度	工作满意度	离职倾向 1	离职倾向 1	离职倾向 1
	有序 probit	有序 probit	有序 probit	有序 probit	有序 probit	有序 probit
职称	0.050 3	-0.117	0.080 9	0.045 2	-0.053 9	0.152 **
	(0.059 0)	(0.116)	(0.074 1)	(0.057 2)	(0.112)	(0.072 1)
性别	0.028 5	0.074 2	0.062 0	-0.040 3	0.161 *	-0.188 ***
	(0.041 3)	(0.090 5)	(0.049 5)	(0.040 0)	(0.087 3)	(0.048 4)
教育程度	0.097 6	0.002 81	0.166 *	-0.304 ***	-0.035 2	-0.520 ***
	(0.076 7)	(0.130)	(0.096 0)	(0.074 7)	(0.125)	(0.094 8)
从医年限	-0.103 *	0.016 4	-0.196 ***	-0.004 57	0.140	0.019 8
	(0.058 4)	(0.111)	(0.071 6)	(0.056 7)	(0.108)	(0.069 4)
婚姻状态	0.071 4	0.021 8	0.162	-0.220 *	-0.464 ***	-0.058 2
	(0.116)	(0.175)	(0.157)	(0.113)	(0.170)	(0.153)
/cut1	-1.775 ***	-2.924 ***	-1.432 ***	-1.491 ***	-0.304	-1.718 ***
	(0.227)	(0.449)	(0.286)	(0.219)	(0.408)	(0.281)
/cut2	-1.253 ***	-2.346 ***	-0.915 ***	-0.355 *	0.820 **	-0.529 *
	(0.223)	(0.436)	(0.282)	(0.214)	(0.407)	(0.273)
/cut3	0.212	-0.769 *	0.530 *	0.461 **	1.676 ***	0.297
	(0.221)	(0.423)	(0.282)	(0.214)	(0.410)	(0.273)
/cut4	1.618 ***	0.612	1.987 ***	1.404 ***	2.519 ***	1.340 ***
	(0.226)	(0.423)	(0.289)	(0.218)	(0.422)	(0.278)
r2_ p (r2)	0.004 57	0.019 9	0.014 5	0.013 8	0.027 5	0.031 8
N	849	293	556	849	293	556

注：括号中是估计标准误差，*** $p < 0.01$，** $p < 0.05$，* $p < 0.1$。

表 3 - 12 （续表 3 - 11）接待病人数对工作激励影响的估计结果

	模型 1	模型 2	模型 3	模型 4	模型 5	模型 6
	总体样本	县级医院	乡镇卫生院	总体样本	县级医院	乡镇卫生院
	离职倾向 2	离职倾向 2	离职倾向 2	职业倦怠	职业倦怠	职业倦怠
	有序 probit	有序 probit	有序 probit	FGLS	FGLS	FGLS
接待病人数	0. 118 *	0. 207 *	0. 106	- 0. 0249	0. 225 **	- 0. 0301
	(0. 062 7)	(0. 111)	(0. 082 7)	(0. 062 8)	(0. 098 8)	(0. 080 3)
职称	0. 041 1	0. 019 4	0. 061 4	- 0. 031 5	- 0. 169 *	0. 123
	(0. 057 1)	(0. 112)	(0. 071 8)	(0. 061 9)	(0. 098 8)	(0. 082 4)
性别	- 0. 036 0	0. 051 1	- 0. 085 9 *	0. 000 637	0. 002 73	- 0. 062 5
	(0. 040 0)	(0. 087 2)	(0. 048 0)	(0. 044 6)	(0. 077 9)	(0. 055 7)
教育程度	- 0. 117	0. 102	- 0. 252 ***	0. 031 9	0. 265 **	- 0. 189 *
	(0. 074 4)	(0. 125)	(0. 093 5)	(0. 076 0)	(0. 110)	(0. 098 0)
从医年限	0. 026 4	- 0. 056 2	0. 088 3	0. 197 ***	0. 337 ***	0. 097 8
	(0. 056 6)	(0. 107)	(0. 069 4)	(0. 058 1)	(0. 090 4)	(0. 072 2)
婚姻状态	- 0. 064 6	- 0. 080 4	- 0. 061 8	- 0. 216 **	0. 400 ***	- 0. 528 ***
	(0. 112)	(0. 169)	(0. 152)	(0. 101)	(0. 141)	(0. 132)
/cut1	- 1. 360 ***	- 1. 028 **	- 1. 498 ***			
	(0. 218)	(0. 410)	(0. 279)			
/cut2	- 0. 232	- 0. 057 4	- 0. 280			
	(0. 213)	(0. 405)	(0. 272)			
/cut3	0. 675 ***	0. 964 **	0. 579 **			
	(0. 215)	(0. 406)	(0. 273)			
/cut4	1. 640 ***	1. 907 ***	1. 570 ***			
	(0. 219)	(0. 416)	(0. 278)			
Constant				- 0. 953 ***	- 2. 333 ***	- 0. 430 *
				(0. 193)	(0. 312)	(0. 258)
r2_ p (r2)	0. 004 23	0. 006 70	0. 009 77	0. 023 7	0. 113	0. 060 6
N	849	293	556	849	293	556

注：括号中是估计标准误差，*** $p < 0.01$，** $p < 0.05$，* $p < 0.1$。

（三）非医疗活动时间与工作激励

表3–13是非医疗活动时间对工作激励影响的估计结果。模型1中非医疗活动时间的估计系数为负，且在1%的显著性水平上通过检验，表明控制住基本个体特征之后，认为非医疗活动时间占用更长的医生，工作满意度会降低。模型2非医疗活动时间的估计系数为正，且在1%的显著性水平上通过检验，表明认为非医疗活动时间更长的医生，离开本医院工作而自由执业的意向会增加。模型3中非医疗活动时间的估计系数为正值，且在1%的显著性水平上通过检验，表明工作时间越长的医生，离开医院不再从医的意向越高。模型4中工作时间的估计系数为正，且在1%的显著性水平上通过检验，说明工作时间越长，医生的职业倦怠程度越高。

表3–13　非医疗活动时间对工作激励影响的估计结果

	模型1	模型2	模型3	模型4
	工作满意度	离职倾向1	离职倾向2	职业倦怠
	有序 probit	有序 probit	有序 probit	FGLS
非医疗活动时间	− 0.278 ***	0.351 ***	0.357 ***	0.207 ***
	(0.039 6)	(0.038 8)	(0.038 9)	(0.029 1)
职称	0.061 7	0.056 6	0.040 7	0.009 27
	(0.058 6)	(0.056 8)	(0.056 8)	(0.055 8)
从医年限	0.042 0	− 0.065 7	− 0.057 8	− 0.073 9 *
	(0.041 4)	(0.040 1)	(0.040 1)	(0.040 0)
性别	0.040 6	− 0.239 ***	− 0.043 4	− 0.049 1
	(0.077 5)	(0.075 4)	(0.075 1)	(0.069 3)
教育程度	− 0.101 *	− 0.002 05	0.024 3	0.055 1
	(0.058 6)	(0.056 7)	(0.056 8)	(0.054 3)
婚姻状态	0.096 6	− 0.263 **	− 0.097 0	− 0.311 ***
	(0.116)	(0.113)	(0.113)	(0.095 0)
/cut1	− 2.700 ***	− 0.746 ***	− 0.455 **	
	(0.245)	(0.227)	(0.226)	
/cut2	− 2.162 ***	0.443 **	0.736 ***	
	(0.239)	(0.225)	(0.225)	

续表

	模型 1	模型 2	模型 3	模型 4
	工作满意度	离职倾向 1	离职倾向 2	职业倦怠
	有序 probit	有序 probit	有序 probit	FGLS
/cut3	-0.642***	1.305***	1.691***	
	(0.232)	(0.227)	(0.229)	
/cut4	0.809***	2.287***	2.708***	
	(0.233)	(0.233)	(0.237)	
Constant				-1.179***
				(0.166)
r2_ p (r2)	0.029 1	0.042 9	0.037 8	0.080 9
N	849	849	849	849

注：括号中是估计标准误差，***$p < 0.01$，**$p < 0.05$，*$p < 0.1$。

实证结果表明，医生认为非医疗活动时间过多将带来工作激励的下降，具体表现为工作满意度下降、离职倾向增加与职业倦怠加剧。医生的非医疗活动主要包括行政事务、各种会议、应付上级检查等，这些活动本身延长了医生的工作时间，而且让医生不得不投入大量的精力进行处理。作为有较强专业性的知识型员工，医生往往对与本专业无关的工作表现出较低的积极性。利尤斯（Lilius，2012）实证研究发现，只有当职员感觉工作有意义时，才会增强工作的认同感，工作的疲惫感才能得到恢复。非医疗活动时间过长不仅占用医生时间，而且让医生感觉工作没有意义，降低了工作的积极性。

二、稳健性检验

（一）医生对子女学医的态度

对子女学医的态度，是医务工作者对于医生这一职业是否认可的重要反映。我们将医生对子女学医的态度作为因变量进行稳健性检验。实证结果支持工作负担对工作激励会产生不利影响（见表3-14）。

表 3 – 14　工作负担对子女学医影响的估计结果

	模型 1	模型 2	模型 3
	子女学医	子女学医	子女学医
	有序 probit	有序 probit	有序 probit
非医疗活动时间	– 0. 345 ***		
	(0. 039 0)		
工作时间		– 0. 308 ***	
		(0. 043 6)	
接待病人数			– 0. 156 **
			(0. 064 0)
职称	0. 027 3	0. 002 66	0. 027 1
	(0. 057 0)	(0. 056 9)	(0. 057 4)
性别	0. 047 3	0. 066 0	0. 116
	(0. 075 8)	(0. 075 6)	(0. 075 0)
教育程度	– 0. 110 *	– 0. 094 7 *	– 0. 107 *
	(0. 057 0)	(0. 057 0)	(0. 056 9)
从医年限	0. 060 9	0. 077 7 *	0. 037 2
	(0. 040 2)	(0. 040 3)	(0. 040 1)
婚姻状态	– 0. 097 3	– 0. 112	– 0. 120
	(0. 114)	(0. 114)	(0. 113)
/cut1	– 2. 109 ***	– 1. 490 ***	– 1. 190 ***
	(0. 231)	(0. 204)	(0. 218)
/cut2	– 1. 250 ***	– 0. 642 ***	– 0. 376 *
	(0. 226)	(0. 200)	(0. 216)
/cut3	– 0. 489 **	0. 103	0. 355 *
	(0. 224)	(0. 200)	(0. 215)
/cut4	0. 657 ***	1. 215 ***	1. 460 ***
	(0. 232)	(0. 211)	(0. 225)
r2_ p (r2)	0. 036 3	0. 024 8	0. 006 83
N	849	849	849

注：括号中是估计标准误差，*** p < 0.01，** p < 0.05，* p < 0.1。

（二）基于医生重新择业的考察

我们在问卷中用"如果重新选择职业，我还会选择现在的工作"作为因变量，考察医生对于本职工作的认同，对我们的研究结论进行稳健性检验。该稳健性检验支持本章的结论（见表3–15）。

表3–15　工作负担对医生重新择业影响的估计结果

	模型1	模型2	模型3
	重新择业	重新择业	重新择业
	有序 probit	有序 probit	有序 probit
非医疗活动时间	− 0.298 ***		
	(0.038 7)		
工作时间		− 0.220 ***	
		(0.042 5)	
接待病人数			− 0.117 *
			(0.063 4)
职称	− 0.023 0	− 0.042 3	− 0.023 2
	(0.056 9)	(0.056 8)	(0.057 3)
性别	− 0.074 5	− 0.047 7	− 0.007 44
	(0.075 4)	(0.075 1)	(0.074 7)
教育程度	− 0.065 2	− 0.055 5	− 0.065 1
	(0.056 9)	(0.056 9)	(0.056 9)
从医年限	0.048 3	0.058 4	0.029 5
	(0.040 1)	(0.040 2)	(0.040 1)
婚姻状态	0.039 7	0.025 5	0.015 4
	(0.113)	(0.113)	(0.113)
/cut1	− 2.229 ***	− 1.598 ***	− 1.391 ***
	(0.232)	(0.204)	(0.217)
/cut2	− 1.387 ***	− 0.772 ***	− 0.584 ***
	(0.228)	(0.200)	(0.216)
/cut3	− 0.695 ***	− 0.096 5	0.081 6
	(0.226)	(0.200)	(0.216)

续表

	模型 1	模型 2	模型 3
	重新择业	重新择业	重新择业
	有序 probit	有序 probit	有序 probit
/cut4	0.701 ***	1.267 ***	1.438 ***
	(0.229)	(0.206)	(0.221)
r2_ p (r2)	0.026 0	0.012 9	0.003 44
N	849	849	849

注: 括号中是估计标准误差, ***$p<0.01$, **$p<0.05$, *$p<0.1$。

第三节 工作负担对工作激励影响机制的探讨

一、影响机制假说的提出

"付出—回报失衡"是考察工作中的社会心理的重要理论。"付出—回报失衡"包括付出与回报两个层面。本书第二章研究的工作收入,重点是从回报这个角度进行考察;而本章讨论的工作负担,则是从付出这一视角进行讨论。基于此,我们提出两个假说:

假说 1:工作负担过重导致医生感觉"付出—回报失衡",从而降低了工作积极性。

许多学者认为,将太多的时间与精力投入工作会引起"工作—家庭的冲突",对员工自身健康产生不利影响(Robinson et al., 2001; Spence & Robbins., 1992)。斯戴兹和伯克(Stets & Burke., 2000)认为,家庭责任导致个体倾向于将包括时间在内的资源投入家庭活动,而将更少的资源投入工作之中。另外,与家庭成员一起,将更多的时间投入对家人尤其是子女的陪伴,往往会给个体带来幸福感。霍克希尔德(Hochschild, 1997)的研究也认为,选择更多工作的员工也许与家庭的关系比较紧张,因为他们对家庭成员付出了更少的精力。对知识型员工而言,"工作—家庭冲突"是导致员工工作满意度下降的重要因素。本章将以"工作—家庭冲突"作为中介变量,讨论工作负担与工作激励之间的关系。

假说2：工作负担太重将带来"工作—家庭冲突"，降低医生工作积极性。

二、模型的选取与相关变量描述

（一）模型选取

与前述章节类似，我们采用递归模型估计医院管理对医生工作激励的影响机制。结合本章上述基准方程，构建递归方程：

$$W_i = \theta_0 + \theta_1 Z_i + \theta_2 X_i + \zeta_i \qquad (3-3)$$

$$Y_i^* = \lambda_0 + \lambda_1 Z_i + \lambda_2 W_i + \lambda_4 X_i + \upsilon_i \qquad (3-4)$$

其中，W 表示付出—回报失衡或工作—家庭冲突，其他变量含义与前述表示一致。

为识别上述影响机制是否存在，这里仍用海耶斯（Hayes，2009）中介效应的检验方法（具体参见第二章表述）。首先，估计系数 β_1 显著且为正值，则表明工作负担对医生工作激励有促进作用；其次，若工作负担提高医生的"付出—回报失衡"，则预期系数 θ_1 估计结果为负，若工作负担加剧"工作—家庭冲突"，则预期系数 θ_1 估计结果显著为正；最后，如果工作负担对医生的激励影响机制存在，则方程（3-4）估计系数 λ_1 显著为正，并且要小于 β_1。用 Sobel 系数检验方法验证影响机制（中介效应）是否显著。[1]

（二）相关变量描述[2]

"工作—家庭冲突"采用"兼顾工作和家庭使我感到很吃力"这一问题来测量，要求受访者在"非常不同意"、"不同意"、"一般"、"同意"及"非常同意"中选出符合其自身情况的一项。如表3-16所示，整体上，53.1%的医生同意或非常同意兼顾工作和家庭使其感到非常吃力。

表3-16 工作—家庭冲突的统计描述

		县级医疗机构	乡镇卫生院	总计
非常不同意、不同意	频数	17	47	64
	频率（%）	5.80	8.45	7.54

---

① 具体参见第二章相关部分。

② "付出—回报失衡"这一变量的描述统计见第二章相关部分。

续表

		县级医疗机构	乡镇卫生院	总计
一般	频数	124	210	334
	频率（%）	42.32	37.77	39.34
同意、非常同意	频数	152	299	451
	频率（%）	51.88	53.78	53.12
总体	频数	293	556	849
	频率（%）	100	100	100

三、影响机制的实证分析

（一）"付出—回报失衡"影响机制的实证分析

我们的实证研究结果发现，工作时间增加，非医疗活动时间加长，导致医生感觉"工作—回报失衡"，从而降低了工作激励（见表 3 – 17 和表 3 – 19）。基于 bootstrap 重复 500 次的 Sobel 检验方法，检验工作时间通过"付出—汇报失衡"影响医生工作激励这一作用机制是否存在，检验结如表 3 – 18 所示。表 3 – 18 中针对工作激励的各维度的机制检验，各间接影响均较为显著，Sobel 检验基本支持工作时间、非医疗活动时间会通过"付出—回报失衡"影响医生工作激励这一机制。

我国农村基层医院经营能力有限，加上基层公立医院的薪酬分配制度仍有"大锅饭"的色彩，在这种情况下，医生工作时间、非医疗活动时间难以得到足够的物质补偿。工作时间的延长只能让医生感觉到付出在不断增加，最终导致医生感觉付出大于回报，严重影响了他们的工作积极性。从总体样本来看，接待病人与工作回报间的关系失衡不显著（见表 3 – 21）。我们进一步分县级公立医院与乡镇卫生院对此机制进行讨论。从结果看（见表 3 – 22），乡镇卫生院接待病人数对"付出—回报失衡"影响不显著。在县级公立医院中，较大的工作压力使得县级公立医院医生感觉付出与回报不匹配，直接导致工作满意度下降、离职倾向增加，并且带来了职业倦怠加剧（参见表 3 – 22）。基于 bootstrap 的重复 500 次 Sobel 检验，支持了接待病人数通过"付出—回报失衡"影响县级医院医生工作激励的这一机制（见表 3 – 23）。

表 3 - 17　工作时间通过"付出—回报失衡"影响工作激励的估计结果

	模型 1	模型 2	模型 3	模型 4	模型 5
	工作付出—回报失衡	工作满意度	离职倾向 1	离职倾向 2	工作倦怠
	有序 probit	有序 probit	有序 probit	有序 probit	FGLS
工作付出—回报失衡		0.668 ***	- 0.340 ***	- 0.315 ***	- 0.299 ***
		(0.042 7)	(0.036 9)	(0.036 8)	(0.028 1)
工作时间	- 0.239 ***	- 0.012 3	0.139 ***	0.200 ***	0.085 1 **
	(0.043 0)	(0.045 1)	(0.042 9)	(0.043 1)	(0.038 8)
职称	- 0.015 7	0.064 5	0.075 2	0.060 8	0.019 1
	(0.057 0)	(0.060 1)	(0.056 9)	(0.056 9)	(0.052 7)
从医年限	- 0.020 1	0.064 9	- 0.083 2 **	- 0.078 5 *	- 0.072 0 *
	(0.040 4)	(0.042 8)	(0.040 4)	(0.040 4)	(0.037 4)
性别	0.186 **	- 0.028 3	- 0.224 ***	- 0.018 0	0.012 2
	(0.075 6)	(0.079 8)	(0.075 6)	(0.075 4)	(0.066 2)
教育程度	- 0.088 5	- 0.057 4	- 0.038 4	- 0.014 7	0.072 7
	(0.057 2)	(0.060 3)	(0.057 0)	(0.057 0)	(0.050 3)
婚姻状态	- 0.007 80	0.091 3	- 0.245 **	- 0.079 0	- 0.121
	(0.114)	(0.120)	(0.113)	(0.113)	(0.089 8)
/cut1	- 1.597 ***	- 0.212	- 2.660 ***	- 2.207 ***	
	(0.205)	(0.246)	(0.242)	(0.240)	
/cut2	- 0.841 ***	0.422 *	- 1.467 ***	- 1.007 ***	
	(0.202)	(0.244)	(0.234)	(0.232)	
/cut3	0.227	2.210 ***	- 0.599 ***	- 0.036 3	
	(0.200)	(0.253)	(0.231)	(0.231)	
/cut4	1.388 ***	3.911 ***	0.425 *	1.010 ***	
	(0.215)	(0.271)	(0.232)	(0.234)	
Constant					- 0.085 5
					(0.19 1)
r2_ p（r2）	0.020 5	0.140	0.053 8	0.048 9	0.156
N	849	849	849	849	849

注：括号中是估计标准误差，*** $p < 0.01$，** $p < 0.05$，* $p < 0.1$。

表 3 – 18　工作时间通过"付出—回报失衡"影响工作激励的检验

	Observed	Bootstrap	z	P > z	Normal	based
	Coef.	Std. Err.			[95% Conf.	Interval]
工作满意度						
_ bs_ 1a	− 0.140 346 6	0.018 660 5	− 7.52	0.000	− 0.176 920 6	− 0.103 772 6
_ bs_ 2b	− 0.063 855	0.029 143 3	− 2.19	0.028	− 0.120 974 9	− 0.006 735 2
离职倾向 1						
_ bs_ 1a	0.093 179 7	0.016 618 6	5.61	0.000	0.060 607 9	0.125 751 5
_ bs_ 2b	0.247 592 7	0.042 803 1	5.78	0.000	0.163 700 2	0.331 485 2
离职倾向 2						
_ bs_ 1a	0.083 830 2	0.017 665 2	4.75	0.000	0.049 207	0.118 453 4
_ bs_ 2b	0.246 035 3	0.038 110 9	6.46	0.000	0.171 339 4	0.320 731 3
职业倦怠						
_ bs_ 1a	0.038 507 3	0.009 803 1	3.93	0.000	0.019 293 6	0.057 721
_ bs_ 2b	0.277 477 1	0.029 072 7	9.54	0.000	0.220 495 5	0.334 458 6

注：_ bs_ 1 是指间接效应的存在性，_ bs_ 2 是指直接效应的存在性。

表 3 – 19　非医疗活动时间通过"付出—回报失衡"影响工作激励的估计结果

	模型 1	模型 2	模型 3	模型 4	模型 5
	"付出—回报失衡"	工作满意度	离职倾向 1	离职倾向 2	工作倦怠
	有序 probit	有序 probit	有序 probit	有序 probit	FGLS
"付出—回报失衡"		0.641 ***	− 0.290 ***	− 0.271 ***	− 0.269 ***
		(0.043 7)	(0.038 0)	(0.037 9)	(0.028 7)
非医疗活动时间	− 0.377 ***	− 0.106 **	0.263 ***	0.274 ***	0.152 ***
	(0.039 3)	(0.042 3)	(0.040 6)	(0.040 6)	(0.029 0)
职称	0.007 97	0.070 4	0.060 8	0.043 4	0.010 8
	(0.057 3)	(0.060 2)	(0.057 0)	(0.057 0)	(0.050 1)
从医年限	− 0.031 0	0.066 6	− 0.076 6 *	− 0.066 8 *	− 0.092 6 ***
	(0.040 3)	(0.042 6)	(0.040 2)	(0.040 2)	(0.035 5)

续表

	模型 1	模型 2	模型 3	模型 4	模型 5
	"付出—回报失衡"	工作满意度	离职倾向 1	离职倾向 2	工作倦怠
	有序 probit	有序 probit	有序 probit	有序 probit	FGLS
性别	0.155 **	-0.042 6	-0.208 ***	-0.004 64	-0.044 9
	(0.076 0)	(0.079 9)	(0.075 7)	(0.075 6)	(0.063 1)
教育程度	-0.101 *	-0.059 0	-0.029 3	-0.001 15	0.018 9
	(0.057 4)	(0.060 2)	(0.057 0)	(0.057 1)	(0.049 0)
婚姻状态	0.016 5	0.099 7	-0.26 8 **	-0.095 0	-0.239 ***
	(0.114)	(0.120)	(0.114)	(0.113)	(0.088 5)
/cut1	-2.477 ***	-0.633 **	-1.929 ***	-1.549 ***	
	(0.235)	(0.287)	(0.275)	(0.274)	
/cut2	-1.689 ***	0.002 97	-0.706 ***	-0.321	
	(0.230)	(0.285)	(0.271)	(0.270)	
/cut3	-0.579 **	1.801 ***	0.187	0.665 **	
	(0.226)	(0.290)	(0.270)	(0.271)	
/cut4	0.631 ***	3.508 ***	1.222 ***	1.721 ***	
	(0.237)	(0.304)	(0.272)	(0.275)	
Constant					-0.229
					(0.188)
r2_ p (r2)	0.046 4	0.143	0.066 5	0.058 8	0.182
N	849	849	849	849	849

注:括号中是估计标准误差,*** $p < 0.01$,** $p < 0.05$,* $p < 0.1$。

表 3-20 非医疗活动时间通过"付出—回报失衡"影响工作激励的检验

	Observed	Bootstrap	z	P > z	Normal	based
	Coef.	Std. Err.			[95% Conf.	Interval]
工作满意度						
_ bs_ 1a	-0.096 933 6	0.018 318 7	-5.29	0.000	-0.132 837 6	-0.061 029 5
_ bs_ 2b	-0.004 081 2	0.029 879 2	-0.14	0.891	-0.062 643 4	0.054 481

续表

	Observed Coef.	Bootstrap Std. Err.	z	P > z	Normal [95% Conf.	based Interval]
离职倾向1						
_ bs_ 1a	0.073 735 1	0.015 046 6	4.90	0.000	0.044 244 2	0.103 226
_ bs_ 2b	0.132 803	0.042 309 7	3.14	0.002	0.049 877 4	0.215 728 5
离职倾向2						
_ bs_ 1a	0.065 551 6	0.015 084 1	4.35	0.000	0.035 987 3	0.095 115 8
_ bs_ 2b	0.184 277 9	0.039 298 9	4.69	0.000	0.107 253 4	0.261 302 3
职业倦怠						
_ bs_ 1a	0.036 688	0.008 472 7	4.33	0.000	0.020 081 8	0.053 294 2
_ bs_ 2b	0.214 338 7	0.023 306 1	9.20	0.000	0.168 659 6	0.260 017 7

注：_ bs_ 1 是指间接效应的存在性，_ bs_ 2 是指直接效应的存在性。

表 3 – 21　接待病人数通过"付出—回报失衡"影响工作激励的估计结果

	整体	县级医院	乡镇卫生院	县级医院	乡镇卫生院	县级医院	乡镇卫生院
	模型 1	模型 2	模型 3	模型 4	模型 5	模型 6	模型 7
	付出—回报失衡	付出—回报失衡	付出—回报失衡	工作满意度	离职倾向1	离职倾向2	工作倦怠
	有序 probit	有序 probit	有序 probit	有序 probit	有序 probit	有序 probit	FGLS
付出—回报失衡				0.715 ***	− 0.219 ***	− 0.162 ***	− 0.206 ***
				(0.076 0)	(0.062 8)	(0.062 3)	(0.045 7)
接待病人数	− 0.054 2	− 0.293 ***	0.000 130	− 0.290 **	0.343 ***	0.164	0.180 **
	(0.063 7)	(0.112)	(0.084 4)	(0.121)	(0.113)	(0.112)	(0.090 8)
职称	− 0.005 10	0.060 8	− 0.032 0	− 0.188	− 0.040 7	0.030 0	− 0.047 1
	(0.057 6)	(0.113)	(0.072 4)	(0.121)	(0.113)	(0.112)	(0.090 4)
从医年限	− 0.046 9	− 0.213 **	0.043 0	0.231 **	0.121	0.019 2	− 0.079 4
	(0.040 2)	(0.088 5)	(0.048 3)	(0.095 3)	(0.088 2)	(0.088 2)	(0.073 1)
性别	0.222 ***	0.054 4	0.341 ***	− 0.028 1	− 0.025 2	0.112	0.157
	(0.075 2)	(0.126)	(0.094 7)	(0.135)	(0.126)	(0.125)	(0.104)

续表

	整体	县级医院	乡镇卫生院	县级医院	乡镇卫生院	县级医院	乡镇卫生院
	模型1	模型2	模型3	模型4	模型5	模型6	模型7
	付出—回报失衡	付出—回报失衡	付出—回报失衡	工作满意度	离职倾向1	离职倾向2	工作倦怠
	有序probit	有序probit	有序probit	有序probit	有序probit	有序probit	FGLS
教育程度	-0.104*	-0.354***	-0.0561	0.260**	0.0676	-0.112	0.0892
	(0.0572)	(0.109)	(0.0700)	(0.119)	(0.110)	(0.110)	(0.0910)
婚姻状态	-0.0139	-0.0281	0.0348	0.0558	-0.481***	-0.0863	0.315**
	(0.113)	(0.170)	(0.154)	(0.182)	(0.171)	(0.169)	(0.133)
/cut1	-1.245***	-2.977***	-0.675**	-0.358	-1.290***	-1.775***	
	(0.219)	(0.429)	(0.277)	(0.539)	(0.497)	(0.501)	
/cut2	-0.512**	-2.196***	0.0591	0.347	-0.149	-0.789	
	(0.217)	(0.419)	(0.277)	(0.531)	(0.493)	(0.493)	
/cut3	0.542**	-1.071***	1.102***	2.277***	0.720	0.246	
	(0.217)	(0.409)	(0.278)	(0.545)	(0.493)	(0.491)	
/cut4	1.700***	-0.0226	2.367***	3.996***	1.595***	1.197**	
	(0.230)	(0.418)	(0.302)	(0.573)	(0.498)	(0.497)	
Constant							-0.927**
							(0.386)
r2_ p (r2)	0.00777	0.0363	0.00958	0.163	0.0415	0.0148	0.144
N	849	293	556	293	293	293	293

注：括号中是估计标准误差，*** p<0.01，** p<0.05，* p<0.1。

表3-22 分机构通过"付出—回报失衡"影响工作激励的估计结果

	县级医院	县级医院	县级医院	县级医院
	模型1	模型2	模型3	模型4
	工作满意度	离职倾向1	离职倾向2	工作倦怠
	有序probit	有序probit	有序probit	FGLS
接待病人数	-0.400***	0.395***	0.207*	0.225**
	(0.116)	(0.112)	(0.111)	(0.0988)

续表

	县级医院	县级医院	县级医院	县级医院
	模型 1	模型 2	模型 3	模型 4
	工作满意度	离职倾向 1	离职倾向 2	工作倦怠
	有序 probit	有序 probit	有序 probit	FGLS
职称	-0.117	-0.053 9	0.019 4	-0.169 *
	(0.116)	(0.112)	(0.112)	(0.098 8)
从医年限	0.074 2	0.161 *	0.051 1	0.002 73
	(0.090 5)	(0.087 3)	(0.087 2)	(0.077 9)
性别	0.002 81	-0.035 2	0.102	0.265 **
	(0.130)	(0.125)	(0.125)	(0.110)
教育程度	0.016 4	0.140	-0.056 2	0.337 ***
	(0.111)	(0.108)	(0.107)	(0.090 4)
婚姻状态	0.021 8	-0.464 ***	-0.080 4	0.400 ***
	(0.175)	(0.170)	(0.169)	(0.141)
/cut1	-2.924 ***	-0.304	-1.028 **	
	(0.449)	(0.408)	(0.410)	
/cut2	-2.346 ***	0.820 **	-0.057 4	
	(0.436)	(0.407)	(0.405)	
/cut3	-0.769 *	1.676 ***	0.964 **	
	(0.423)	(0.410)	(0.406)	
/cut4	0.612	2.519 ***	1.907 ***	
	(0.423)	(0.422)	(0.416)	
Constant				-2.333 ***
				(0.312)
r2_ p (r2)	0.019 9	0.027 5	0.006 70	0.113
N	293	293	293	293

注：括号中是估计标准误差，*** $p < 0.01$，** $p < 0.05$，* $p < 0.1$。

表3-23 县级医院接待病人数通过"付出—回报失衡"影响工作激励的检验

	Observed	Bootstrap	z	P > z	Normal	based
	Coef.	Std. Err.			[95% Conf.	Interval]
工作满意度						
_ bs_ 1a	-0.118 839 1	0.048 988 2	-2.43	0.015	-0.214 854 3	-0.022 823 9
_ bs_ 2b	-0.176 346 9	0.074 847 2	-2.36	0.018	-0.323 044 7	-0.029 649 2
离职倾向1						
_ bs_ 1a	0.060 031 8	0.034 137	1.76	0.079	-0.006 875 6	0.126 939 1
_ bs_ 2b	0.340 887 6	0.120 547 4	2.83	0.005	0.104 619	0.577 156 1
离职倾向2						
_ bs_ 1a	0.043 587 6	0.029 970 8	1.45	0.146	-0.015 154 2	0.102 329 4
_ bs_ 2b	0.160 506 2	0.117 872 6	1.36	0.173	-0.070 519 8	0.391 532 2
职业倦怠						
_ bs_ 1a	0.032 632 4	0.018 714 5	1.74	0.081	-0.004 047 4	0.069 312 2
_ bs_ 2b	0.222 608	0.063 527 7	3.50	0.000	0.098 096	0.347 120 1

注:_ bs_ 1是指间接效应的存在性,_ bs_ 2是指直接效应的存在性。

(二)对"工作—家庭冲突"影响机制的实证分析

从实证结果来看,我们发现工作时间将通过带来"工作—家庭冲突",导致工作积极性下降(见表3-24)。非医疗活动也通过"工作—家庭冲突"影响医生的工作积极性。Sobel检验大体支持了工作时间、非医疗活动时间通过"工作—家庭冲突"影响医生工作激励这一机制(见表3-25和表3-29)。医生不仅是职业人,也是家庭中的一员。家庭关系是医生社会关系中最重要的组成部分,家庭矛盾将直接导致对工作的不满意(Grandey et al.,2005)。经常加班加点,导致医生对家庭事务难以兼顾,而且经常轮值夜班,与家人的作息时间也不同步,进一步限制了医生参与家庭活动。再加上工作压力较大,在长时间、高强度的工作后,医生往往较为疲惫,这也使得他们参与家庭活动有限。这些都导致医生工作时间过长将通过"工作—家庭冲突"这一渠道影响其工作积极性。

虽然从总体样本来看,医生对于接待病人数量的评价未能对"工作—家庭冲突"产生影响,但是县级医院医生由于接待病人数过多导致工作负担加大，直接带来了"工作—家庭冲突"，不利于提高其工作积极性（见表 3 - 26）。Sobel 检验大体支持了该结论（表 3 - 27）。

表 3 - 24　工作时间通过"工作—家庭冲突"影响工作激励的估计结果

	模型 1	模型 2	模型 3	模型 4	模型 5
	工作家庭冲突	工作满意度	离职倾向 1	离职倾向 2	工作倦怠
	有序 probit	有序 probit	有序 probit	有序 probit	FGLS
工作家庭冲突		- 0.263 ***	0.327 ***	0.465 ***	0.175 ***
		(0.045 6)	(0.044 7)	(0.045 6)	(0.034 0)
工作时间	0.236 ***	- 0.089 2 **	0.155 ***	0.197 ***	0.111 ***
	(0.043 3)	(0.043 9)	(0.042 8)	(0.043 0)	(0.041 2)
职称	- 0.014 4	0.043 1	0.080 9	0.072 3	- 0.126 **
	(0.057 9)	(0.058 5)	(0.056 8)	(0.057 0)	(0.057 7)
从医年限	0.093 0 **	0.065 1	- 0.099 3 **	- 0.109 ***	- 0.064 4
	(0.041 2)	(0.041 7)	(0.040 4)	(0.040 6)	(0.041 2)
性别	- 0.152 **	0.0455	- 0.241 ***	- 0.023 6	0.034 8
	(0.076 7)	(0.077 5)	(0.075 4)	(0.075 5)	(0.070 7)
教育程度	0.141 **	- 0.068 8	- 0.044 6	- 0.037 9	0.129 **
	(0.058 2)	(0.058 8)	(0.057 1)	(0.057 3)	(0.054 6)
婚姻状态	0.114	0.097 7	- 0.266 **	- 0.119	- 0.038 8
	(0.115)	(0.116)	(0.113)	(0.113)	(0.094 1)
/cut1	- 1.397 ***	- 2.737 ***	- 0.629 ***	0.094 5	
	(0.232)	(0.254)	(0.236)	(0.238)	
/cut2	- 0.439 **	- 2.193 ***	0.554 **	1.308 ***	
	(0.204)	(0.248)	(0.234)	(0.237)	
/cut3	0.976 ***	- 0.684 ***	1.404 ***	2.296 ***	
	(0.206)	(0.241)	(0.236)	(0.242)	
/cut4	2.123 ***	0.758 ***	2.394 ***	3.376 ***	
	(0.212)	(0.242)	(0.243)	(0.254)	
Constant					- 1.469 ***
					(0.183)
r2_ p（r2）	0.028 9	0.025 8	0.041 0	0.061 7	0.063 5
N	849	849	849	849	849

注：括号中是估计标准误差，*** $p < 0.01$，** $p < 0.05$，* $p < 0.1$。

表3-25 工作时间通过"工作—家庭冲突"影响工作激励的机制检验

	Observed	Bootstrap	z	P > z	Normal	based
	Coef.	Std. Err.			[95% Conf.	Interval]
工作满意度						
_ bs_ 1a	-0.033 896	0.013 593 5	-2.49	0.013	-0.060 538 7	-0.007 253 3
_ bs_ 2b	0.013 685 4	0.052 030 4	0.26	0.793	-0.088 292 3	0.115 663 1
离职倾向1						
_ bs_ 1a	0.051 229 8	0.018 493 9	2.77	0.006	0.014 982 5	0.087 477 1
_ bs_ 2b	0.153 686 2	0.061 169 2	2.51	0.012	0.033 796 7	0.273 575 7
离职倾向2						
_ bs_ 1a	0.069 008 3	0.025 759 7	2.68	0.007	0.018 520 2	0.119 496 4
_ bs_ 2b	0.050 489 1	0.058 656	0.86	0.389	-0.064 474 5	0.165 452 6
职业倦怠						
_ bs_ 1a	0.051 105 7	0.018 295 7	2.79	0.005	0.015 246 7	0.086 964 7
_ bs_ 2b	0.127 092 5	0.036 668 6	3.47	0.001	0.055 223 5	0.198 961 6

注：_ bs_ 1是指间接效应的存在性，_ bs_ 2是指直接效应的存在性。

表3-26 接待病人数通过"工作—家庭冲突"影响工作激励的估计结果

	整体样本	整体样本	乡镇卫生院	县级医院	整体样本	整体样本	整体样本
	模型1	模型2	模型3	模型4	模型5	模型6	模型7
	工作—家庭冲突	工作满意度	工作满意度	工作满意度	离职倾向1	离职倾向2	工作倦怠
	有序 probit	有序 probit	有序 probit	有序 probit	有序 probit	有序 probit	FGLS
工作—家庭冲突		-0.280 ***	-0.321 ***	-0.198 **	0.343 ***	0.491 ***	0.186 ***
		(0.045 1)	(0.055 3)	(0.082 3)	(0.044 3)	(0.045 3)	(0.033 8)
接待病人数	0.200 ***	0.003 67	0.130	-0.359 ***	0.153 **	0.051 3	-0.129 **
	(0.064 6)	(0.065 1)	(0.086 1)	(0.117)	(0.063 4)	(0.063 5)	(0.059 8)
职称	-0.044 9	0.043 4	0.092 1	-0.134	0.057 8	0.061 6	-0.101 *
	(0.058 5)	(0.059 2)	(0.074 5)	(0.117)	(0.057 4)	(0.057 6)	(0.057 8)

续表

	整体样本	整体样本	乡镇卫生院	县级医院	整体样本	整体样本	整体样本
	模型 1	模型 2	模型 3	模型 4	模型 5	模型 6	模型 7
	工作—家庭冲突	工作满意度	工作满意度	工作满意度	离职倾向 1	离职倾向 2	工作倦怠
	有序 probit	有序 probit	有序 probit	有序 probit	有序 probit	有序 probit	FGLS
从医年限	0.127 ***	0.057 6	0.087 5 *	0.096 5	− 0.076 1 *	− 0.088 1 **	− 0.074 2 *
	(0.041 1)	(0.041 7)	(0.050 0)	(0.091 1)	(0.040 4)	(0.040 5)	(0.041 2)
性别	− 0.193 **	0.058 0	0.065 3	0.034 7	− 0.265 ***	− 0.052 1	0.019 6
	(0.076 3)	(0.077 2)	(0.098 1)	(0.131)	(0.075 2)	(0.075 2)	(0.071 0)
教育程度	0.146 **	− 0.074 0	− 0.180 **	0.069 1	− 0.044 0	− 0.028 2	0.153 ***
	(0.058 2)	(0.058 8)	(0.072 0)	(0.114)	(0.057 1)	(0.057 3)	(0.055 1)
婚姻状态	0.120	0.096 9	0.198	0.039 8	− 0.260 **	− 0.114	− 0.025 9
	(0.115)	(0.116)	(0.157)	(0.176)	(0.113)	(0.113)	(0.095 2)
/cut1	− 1.453 ***	− 2.618 ***	− 2.449 ***	− 3.382 ***	− 0.580 **	− 0.067 5	
	(0.246)	(0.267)	(0.337)	(0.490)	(0.249)	(0.250)	
/cut2	− 0.503 **	− 2.075 ***	− 1.906 ***	− 2.791 ***	0.601 **	1.137 ***	
	(0.220)	(0.261)	(0.331)	(0.475)	(0.248)	(0.250)	
/cut3	0.900 ***	− 0.570 **	− 0.409	− 1.192 ***	1.447 ***	2.112 ***	
	(0.221)	(0.255)	(0.326)	(0.459)	(0.250)	(0.254)	
/cut4	2.029 ***	0.867 ***	1.093 ***	0.200	2.429 ***	3.172 ***	
	(0.226)	(0.257)	(0.329)	(0.457)	(0.256)	(0.264)	
Constant							− 1.094 ***
							(0.193)
r2_ p（r2）	0.019 4	0.023 8	0.040 1	0.028 4	0.038 1	0.053 3	0.058 8
N	849	849	556	293	849	849	849

注：括号中是估计标准误差，*** $p < 0.01$，** $p < 0.05$，* $p < 0.1$。

表 3 - 27 接待病人数通过"工作—家庭冲突"影响工作激励的机制检验

	Observed	Bootstrap	z	P > z	Normal	based
	Coef.	Std. Err.			[95% Conf.	Interval]
工作满意度						
_ bs_ 1a	− 0.033 897 4	0.023 052 1	− 1.47	0.141	− 0.079 078 6	0.011 283 8
_ bs_ 2b	− 0.261 288 6	0.098 362 2	− 2.66	0.008	− 0.454 075	− 0.068 502 3
离职倾向 1						
_ bs_ 1a	0.059 257 5	0.031 689 6	1.87	0.061	− 0.002 853	0.121 368
_ bs_ 2b	0.341 661 8	0.110 322 8	3.10	0.002	0.125 433 1	0.557 890 6
离职倾向 2						
_ bs_ 1a	0.102 359 5	0.041 511 5	2.47	0.014	0.020 998 4	0.183 720 6
_ bs_ 2b	0.101 734 3	0.108 285 9	0.94	0.347	− 0.110 502 2	0.313 970 8
职业倦怠						
_ bs_ 1a	0.076 418 3	0.029 890 3	2.56	0.011	0.017 834 3	0.135 002 3
_ bs_ 2b	0.178 822 2	0.061 651 3	2.90	0.004	0.057 987 8	0.299 656 6

注：_ bs_ 1 是指间接效应的存在性，_ bs_ 2 是指直接效应的存在性。

表 3 - 28 非医疗活动时间通过"工作—家庭冲突"影响工作激励的估计结果

	模型 1	模型 2	模型 3	模型 4	模型 5
	工作家庭冲突	工作满意度	离职倾向 1	离职倾向 2	工作倦怠
	有序 probit	有序 probit	有序 probit	有序 probit	FGLS
工作家庭冲突		− 0.215 ***	0.274 ***	0.425 ***	0.161 ***
		(0.046 4)	(0.045 5)	(0.046 4)	(0.032 6)
非医疗活动	0.320 ***	− 0.231 ***	0.294 ***	0.275 ***	0.198 ***
	(0.039 5)	(0.040 9)	(0.040 1)	(0.040 1)	(0.028 9)
职称	− 0.036 6	0.058 3	0.064 6	0.054 6	− 0.043 4
	(0.058 1)	(0.058 8)	(0.056 9)	(0.057 1)	(0.052 9)
从医年限	0.108 ***	0.060 6	− 0.089 9 **	− 0.096 1 **	− 0.124 ***
	(0.041 2)	(0.041 7)	(0.040 4)	(0.040 5)	(0.037 5)
性别	− 0.129 *	0.020 5	− 0.219 ***	− 0.005 26	− 0.086 1
	(0.077 1)	(0.077 8)	(0.075 6)	(0.075 7)	(0.065 9)

续表

	模型1	模型2	模型3	模型4	模型5
	工作家庭冲突	工作满意度	离职倾向1	离职倾向2	工作倦怠
	有序 probit	有序 probit	有序 probit	有序 probit	FGLS
教育程度	0.155***	-0.077 5	-0.034 4	-0.024 5	0.011 2
	(0.058 4)	(0.058 9)	(0.057 2)	(0.057 4)	(0.052 3)
婚姻状态	0.094 7	0.111	-0.290**	-0.133	-0.191**
	(0.116)	(0.117)	(0.114)	(0.114)	(0.090 3)
/cut1	-0.803***	-3.238***	-0.133	0.508**	
	(0.253)	(0.272)	(0.249)	(0.252)	
/cut2	0.182	-2.687***	1.084***	1.752***	
	(0.229)	(0.266)	(0.249)	(0.253)	
/cut3	1.640***	-1.144***	1.964***	2.758***	
	(0.234)	(0.257)	(0.253)	(0.259)	
/cut4	2.811***	0.324	2.973***	3.850***	
	(0.241)	(0.256)	(0.260)	(0.271)	
Constant					-1.437***
					(0.169)
r2_p (r2)	0.046 2	0.039 7	0.057 6	0.072 6	0.118
N	849	849	849	849	849

注：括号中是估计标准误差，***$p<0.01$，**$p<0.05$，*$p<0.1$。

表3-29 非医疗活动通过"工作—家庭冲突"影响工作激励的机制检验

	Observed Coef.	Bootstrap Std. Err.	z	P > z	Normal [95% Conf.	based Interval]
工作满意度						
_ bs_ 1a	-0.039 576 9	0.011 029 9	-3.59	0.000	-0.061 195 1	-0.017 958 7
_ bs_ 2b	-0.164 624 7	0.033 947 6	-4.85	0.000	-0.231 160 7	-0.098 088 7
离职倾向1						
_ bs_ 1a	0.060 492 6	0.014 577 4	4.15	0.000	0.031 921 5	0.089 063 8
_ bs_ 2b	0.280 279 8	0.040 980 6	6.84	0.000	0.199 959 3	0.360 600 2

续表

	Observed	Bootstrap	z	P > z	Normal	based
	Coef.	Std. Err.			[95% Conf.	Interval]
离职倾向2						
_ bs_ 1a	0.089 004 2	0.016 532 3	5.38	0.000	0.056 601 6	0.121 406 8
_ bs_ 2b	0.240 861 3	0.039 749	6.06	0.000	0.162 954 7	0.318 767 9
职业倦怠						
_ bs_ 1a	0.061 793 9	0.011 533 3	5.36	0.000	0.039 189	0.084 398 8
_ bs_ 2b	0.254 190 5	0.026 425 3	9.62	0.000	0.202 397 8	0.305 983 1

注：_ bs_ 1 是指间接效应的存在性，_ bs_ 2 是指直接效应的存在性。

第四节　子样本的进一步讨论

一、分县、乡医院医生子样本的讨论

工作时间对于乡镇卫生院与县级医院的工作激励整体有显著的影响，工作时间过长将导致县、乡两级公立医院医生工作激励下降（见表3-30）。

表3-30　工作时间对县、乡医生工作激励影响的估计结果

	模型1	模型2	模型3	模型4	模型5	模型6	模型7	模型8
	县级医院	乡镇卫生院	县级医院	乡镇卫生院	县级医院	乡镇卫生院	县级医院	乡镇卫生院
	工作满意度	工作满意度	离职倾向1	离职倾向1	离职倾向2	离职倾向2	工作倦怠	工作倦怠
	有序 probit	有序 probit	有序 probit	有序 probit	有序 probit	有序 probit	FGLS	FGLS
工作时间	-0.034 1	-0.188 ***	0.211 **	0.235 ***	0.298 ***	0.261 ***	0.004 02	0.103 **
	(0.085 9)	(0.050 6)	(0.083 6)	(0.049 6)	(0.084 4)	(0.049 5)	(0.078 9)	(0.046 0)
职称	-0.127	0.073 8	-0.033 2	0.181 **	0.040 8	0.086 5	-0.242 **	0.021 3
	(0.116)	(0.074 2)	(0.112)	(0.072 3)	(0.112)	(0.072 0)	(0.103)	(0.073 3)

续表

	模型1	模型2	模型3	模型4	模型5	模型6	模型7	模型8
	县级医院	乡镇卫生院	县级医院	乡镇卫生院	县级医院	乡镇卫生院	县级医院	乡镇卫生院
	工作满意度	工作满意度	离职倾向1	离职倾向1	离职倾向2	离职倾向2	工作倦怠	工作倦怠
	有序probit	有序probit	有序probit	有序probit	有序probit	有序probit	FGLS	FGLS
从医年限	0.051 6	0.085 1 *	0.156 *	− 0.225 ***	0.024 0	− 0.123 **	0.111	− 0.185 ***
	(0.090 7)	(0.050 0)	(0.087 7)	(0.049 0)	(0.087 8)	(0.048 5)	(0.080 8)	(0.048 9)
性别	− 0.002 24	0.140	− 0.004 98	− 0.475 ***	0.143	− 0.207 **	0.277 **	− 0.160 *
	(0.130)	(0.096 4)	(0.126)	(0.094 9)	(0.126)	(0.093 9)	(0.114)	(0.087 8)
教育程度	0.011 7	− 0.199 ***	0.116	0.019 6	− 0.102	0.088 7	0.259 ***	0.053 5
	(0.112)	(0.071 7)	(0.109)	(0.069 5)	(0.109)	(0.069 5)	(0.094 9)	(0.064 8)
婚姻状态	0.034 1	0.171	− 0.481 ***	− 0.054 4	− 0.104	− 0.064 9	0.431 ***	− 0.349 ***
	(0.175)	(0.157)	(0.170)	(0.153)	(0.170)	(0.152)	(0.138)	(0.118)
/cut1	− 2.091 ***	− 1.949 ***	− 0.779 **	− 1.682 ***	− 1.010 ***	− 1.209 ***		
	(0.389)	(0.266)	(0.363)	(0.258)	(0.366)	(0.255)		
/cut2	− 1.529 ***	− 1.426 ***	0.337	− 0.482 *	− 0.021 0	0.025 4		
	(0.378)	(0.260)	(0.360)	(0.250)	(0.360)	(0.248)		
/cut3	0.021 3	0.039 6	1.185 ***	0.351	1.020 ***	0.905 ***		
	(0.370)	(0.257)	(0.361)	(0.249)	(0.361)	(0.250)		
/cut4	1.362 ***	1.515 ***	2.013 ***	1.421 ***	1.975 ***	1.938 ***		
	(0.377)	(0.262)	(0.371)	(0.255)	(0.372)	(0.259)		
Constant							− 1.945 ***	− 1.117 ***
							(0.281)	(0.229)
r2_ p	0.002 50	0.024 3	0.020 5	0.041 3	0.017 5	0.026 4	0.110	0.149
N	293	556	293	556	293	556	293	556

注：括号中是估计标准误差，*** $p<0.01$，** $p<0.05$，* $p<0.1$。

从"非医疗活动占用时间过长"的评价来看，其与县、乡医疗机构医生的工作激励有着密切的关系。"非医疗活动占用时间过长"对乡镇卫生院医生的工作满意度、离职倾向影响力度都明显大于县级医院医生（见表3-31）。作为农村三级卫生服务网络枢纽的乡镇卫生院，不仅提供基本医疗服务，它还提供预防保健、健康教育、计划生育、卫生管理等综合性服务。由于乡镇卫生院医生在从事医疗活动的同时，还需要进行健康宣传，建立各村、各户的档案，定期做一些老年病（糖尿病、高血压）的检查，承担所在辖区儿童计划免疫等方面的工作。虽然公共卫生在乡镇卫生院有专人负责，但是在具体执行过程中，仍有许多乡镇卫生院的医生被抽调到公共卫生服务工作中去。而且当前乡镇卫生院强调政府的公益性，政府在加大投入的同时对乡镇卫生院的各种检查、要求也增多。我们在访谈中发现，一些地方卫生主管部门要求乡镇卫生院医生为村民进行免费体检并建立健康档案。但在实际操作中，由于当前人口流动频繁，一些村民长期在外打工，没有参加体检。为了应付上级要求，一些乡镇卫生院的医生不得不通过各种手段来应付。乡镇卫生院的医生也属于知识型员工，非医疗活动的增加对于增加其人力资本作用有限，并且会使他们的工作成就感下降，严重影响了乡镇卫生院医生的工作积极性。再加上这些非医疗活动很多经济补偿不足，甚至没有经济补偿，更加导致乡镇卫生院医生的意见较大。

表3-31 非医疗活动时间对县、乡医生工作激励影响的估计结果

	模型1	模型2	模型3	模型4	模型5	模型6	模型7	模型8
	县级医院	乡镇卫生院	县级医院	乡镇卫生院	县级医院	乡镇卫生院	县级医院	乡镇卫生院
	工作满意度	工作满意度	离职倾向1	离职倾向1	离职倾向2	离职倾向2	工作倦怠	工作倦怠
	有序probit	有序probit	有序probit	有序probit	有序probit	有序probit	FGLS	FGLS
非医疗活动时间	-0.158 **	-0.348 ***	0.289 ***	0.390 ***	0.300 ***	0.400 ***	0.229 ***	0.167 ***
	(0.064 0)	(0.051 0)	(0.063 4)	(0.049 7)	(0.063 3)	(0.049 9)	(0.046 4)	(0.036 6)
职称	-0.107	0.115	-0.083 1	0.143 **	-0.013 5	0.039 8	-0.157 *	0.126 *
	(0.116)	(0.074 7)	(0.113)	(0.072 4)	(0.113)	(0.072 2)	(0.090 8)	(0.076 3)
从医年限	0.044 3	0.071 4	0.200 **	-0.211 ***	0.074 5	-0.102 **	-0.004 53	-0.101 *
	(0.090 0)	(0.049 9)	(0.087 3)	(0.048 7)	(0.087 3)	(0.048 3)	(0.070 6)	(0.051 3)

续表

	模型1	模型2	模型3	模型4	模型5	模型6	模型7	模型8
	县级医院	乡镇卫生院	县级医院	乡镇卫生院	县级医院	乡镇卫生院	县级医院	乡镇卫生院
	工作满意度	工作满意度	离职倾向1	离职倾向1	离职倾向2	离职倾向2	工作倦怠	工作倦怠
	有序probit	有序probit	有序probit	有序probit	有序probit	有序probit	FGLS	FGLS
性别	-0.016 7	0.080 1	0.002 04	-0.423***	0.143	-0.147	0.135	-0.179**
	(0.130)	(0.097 5)	(0.126)	(0.095 6)	(0.126)	(0.094 7)	(0.103)	(0.090 8)
教育程度	0.023 7	-0.197***	0.126	0.007 31	-0.083 1	0.080 0	0.061 1	0.029 3
	(0.111)	(0.072 1)	(0.108)	(0.069 8)	(0.108)	(0.069 8)	(0.090 0)	(0.068 4)
婚姻状态	0.051 6	0.182	-0.513***	-0.064 5	-0.121	-0.072 3	0.352***	-0.631***
	(0.175)	(0.158)	(0.171)	(0.154)	(0.170)	(0.153)	(0.136)	(0.125)
/cut1	-2.517***	-2.859***	-0.294	-0.876***	-0.641*	-0.401		
	(0.415)	(0.312)	(0.385)	(0.289)	(0.386)	(0.288)		
/cut2	-1.951***	-2.320***	0.848**	0.379	0.371	0.895***		
	(0.403)	(0.305)	(0.384)	(0.286)	(0.382)	(0.287)		
/cut3	-0.380	-0.796***	1.727***	1.257***	1.433***	1.807***		
	(0.391)	(0.296)	(0.389)	(0.288)	(0.386)	(0.292)		
/cut4	0.976**	0.731**	2.575***	2.353***	2.402***	2.870***		
	(0.395)	(0.296)	(0.400)	(0.296)	(0.397)	(0.302)		
Constant							-1.731***	-0.767***
							(0.240)	(0.220)
r2_p (r2)	0.011 2	0.049 4	0.037 2	0.065 7	0.029 6	0.049 9	0.131	0.115
N	293	556	293	556	293	556	293	556

注：括号中是估计标准误差，***$p<0.01$，**$p<0.05$，*$p<0.1$。

二、不同年龄段医生子样本的讨论

从样本回归情况来看，工作时间对不同年龄段医生的离职倾向与职业倦怠均有着显著影响。工作时间对于35岁以上医生的工作满意度影响显著（见表 3 - 32）。就"非医疗活动占用时间过长"的评价而言，其对于年轻医生工作激励的影响显著大于中老年医生（见表 3 - 33）。对于年轻医生而言，他们往往处于人力资本迅速积累期，对于业务能力的提高有迫切的需求，但非医疗活动挤占了年轻医生的时间，导致年轻医生工作兴趣下降，产生较强的职业倦怠。

表 3 - 32　工作时间对不同年龄段医生工作激励影响的估计结果

	模型 1	模型 2	模型 3	模型 4	模型 5	模型 6	模型 7	模型 8
	35 以下	35 以上	35 以下	35 以上	35 以下	35 以上	35 以下	35 以上
	工作满意度	工作满意度	离职倾向 1	离职倾向 1	离职倾向 2	离职倾向 2	工作倦怠	工作倦怠
	有序 probit	有序 probit	有序 probit	有序 probit	有序 probit	有序 probit	FGLS	FGLS
工作时间	- 0.059 2	- 0.197 ***	0.215 ***	0.206 ***	0.219 ***	0.294 ***	0.233 ***	0.092 1 *
	(0.067 0)	(0.057 8)	(0.065 7)	(0.055 7)	(0.065 8)	(0.056 2)	(0.073 4)	(0.049 5)
职称	0.037 0	0.073 0	0.064 9	0.071 2	0.127	0.024 0	- 0.010 6	- 0.104
	(0.091 1)	(0.078 6)	(0.088 5)	(0.075 7)	(0.088 9)	(0.075 5)	(0.107)	(0.067 6)
从医年限	- 0.053 2	0.124 *	0.068 6	- 0.097 0	0.110	- 0.086 8	0.155	0.026 7
	(0.093 1)	(0.065 4)	(0.090 3)	(0.062 8)	(0.091 0)	(0.062 9)	(0.117)	(0.052 0)
性别	- 0.038 4	0.186 *	- 0.131	- 0.412 ***	0.117	- 0.266 ***	0.082 4	0.076 9
	(0.117)	(0.106)	(0.114)	(0.102)	(0.114)	(0.102)	(0.124)	(0.087 6)
教育程度	- 0.036 6	- 0.171 **	- 0.075 3	0.054 6	- 0.033 4	0.049 0	0.089 3	0.247 ***
	(0.082 5)	(0.084 2)	(0.080 2)	(0.080 8)	(0.080 4)	(0.080 8)	(0.088 7)	(0.069 3)
婚姻状态	0.130	0.234	- 0.243 *	- 0.420	- 0.139	0.018 1	- 0.267 **	0.284
	(0.132)	(0.370)	(0.128)	(0.359)	(0.129)	(0.355)	(0.135)	(0.296)
/cut1	- 1.878 ***	- 1.742 ***	- 1.243 ***	- 1.809 ***	- 0.829 ***	- 1.165 **		
	(0.300)	(0.486)	(0.286)	(0.469)	(0.287)	(0.465)		
/cut2	- 1.345 ***	- 1.215 **	- 0.254	- 0.499	0.175	0.122		
	(0.292)	(0.483)	(0.281)	(0.464)	(0.281)	(0.461)		
/cut3	0.183	0.234	0.587 **	0.320	1.236 ***	0.941 **		
	(0.287)	(0.481)	(0.280)	(0.463)	(0.285)	(0.462)		

续表

	模型1	模型2	模型3	模型4	模型5	模型6	模型7	模型8
	35以下	35以上	35以下	35以上	35以下	35以上	35以下	35以上
	工作满意度	工作满意度	离职倾向1	离职倾向1	离职倾向2	离职倾向2	工作倦怠	工作倦怠
	有序probit	有序probit	有序probit	有序probit	有序probit	有序probit	FGLS	FGLS
/cut4	1.326***	1.981***	1.510***	1.324***	2.226***	1.960***		
	(0.293)	(0.489)	(0.287)	(0.466)	(0.296)	(0.468)		
Constant							−1.435***	−1.773***
							(0.285)	(0.369)
r2_p（r2）	0.00225	0.0270	0.0153	0.0308	0.0163	0.0302	0.0425	0.0438
N	409	440	409	440	409	440	409	440

注：括号中是估计标准误差，***$p<0.01$，**$p<0.05$，*$p<0.1$。

表3-33　非医疗活动时间对不同年龄段医生工作激励影响的估计结果

	模型1	模型2	模型3	模型4	模型5	模型6	模型7	模型8
	35以下	35以上	35以下	35以上	35以下	35以上	35以下	35以上
	工作满意度	工作满意度	离职倾向1	离职倾向1	离职倾向2	离职倾向2	工作倦怠	工作倦怠
	有序probit	有序probit	有序probit	有序probit	有序probit	有序probit	FGLS	FGLS
非医疗活动	−0.335***	−0.211***	0.403***	0.291***	0.393***	0.316***	0.254***	0.166***
	(0.0550)	(0.0580)	(0.0541)	(0.0566)	(0.0541)	(0.0567)	(0.0435)	(0.0396)
职称	0.0570	0.0988	0.0646	0.0394	0.130	−0.0174	−0.00485	−0.0192
	(0.0918)	(0.0786)	(0.0887)	(0.0757)	(0.0893)	(0.0755)	(0.0935)	(0.0657)
从医年限	−0.0293	0.109*	0.0774	−0.0818	0.121	−0.0633	−0.0366	0.0137
	(0.0927)	(0.0652)	(0.0897)	(0.0627)	(0.0905)	(0.0627)	(0.107)	(0.0490)
性别	−0.0661	0.140	−0.153	−0.349***	0.106	−0.196*	−0.221**	0.183**
	(0.116)	(0.107)	(0.113)	(0.103)	(0.113)	(0.103)	(0.110)	(0.0850)
教育程度	−0.00849	−0.198**	−0.108	0.0864	−0.0633	0.0911	−0.0827	0.234***
	(0.0832)	(0.0843)	(0.0808)	(0.0808)	(0.0811)	(0.0808)	(0.0836)	(0.0686)

续表

	模型 1	模型 2	模型 3	模型 4	模型 5	模型 6	模型 7	模型 8
	35 以下	35 以上	35 以下	35 以上	35 以下	35 以上	35 以下	35 以上
	工作满意度	工作满意度	离职倾向 1	离职倾向 1	离职倾向 2	离职倾向 2	工作倦怠	工作倦怠
	有序 probit	有序 probit	有序 probit	有序 probit	有序 probit	有序 probit	FGLS	FGLS
婚姻状态	0.152	0.288	−0.289**	−0.506	−0.176	−0.072 3	−0.275**	0.192
	(0.133)	(0.369)	(0.129)	(0.360)	(0.129)	(0.355)	(0.125)	(0.303)
/cut1	−2.881***	−2.100***	−0.494	−1.225**	−0.088 6	−0.653		
	(0.336)	(0.517)	(0.307)	(0.496)	(0.309)	(0.491)		
/cut2	−2.323***	−1.576***	0.580*	0.0910	0.996***	0.642		
	(0.326)	(0.514)	(0.307)	(0.491)	(0.308)	(0.489)		
/cut3	−0.709**	−0.121	1.486***	0.931*	2.113***	1.472***		
	(0.313)	(0.510)	(0.310)	(0.492)	(0.316)	(0.492)		
/cut4	0.493	1.628***	2.437***	1.959***	3.147***	2.488***		
	(0.314)	(0.516)	(0.317)	(0.499)	(0.329)	(0.498)		
Constant							−0.888***	−2.319***
							(0.237)	(0.385)
r2_p (r2)	0.039 3	0.028 6	0.052 6	0.041 0	0.053 1	0.033 1	0.092 6	0.076 7
N	409	440	409	440	409	440	409	440

注: 括号中是估计标准误差, $***p<0.01$, $**p<0.05$, $*p<0.1$。

本章实证分析结果表明, 工作时间与非医疗活动时间将影响医生的工作激励, 且通过"付出—回报失衡"与"工作—家庭冲突"两个渠道影响工作激励。接待病人数对县级医院医生有着显著影响, 也通过"付出—回报失衡"与"工作—家庭冲突"两个机制影响医生工作激励。工作时间对县、乡医院整体工作激励而言都有显著影响, 非医疗活动时间占用过多对于乡镇卫生院医生的工作满度与职业倦怠影响力度更大。非医疗活动时间对年轻医生工作激励的影响力度显著大于中老年医生。从我们的实证分析结果看, 适当降低农村公立医院医生负担将有效提高其工作激励。

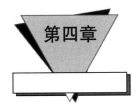

第四章

工作环境与工作激励研究

从广义来讲，工作环境是与工作相关的物理、安全与社会等方面的环境。工作环境是员工工作的基础，对其工作绩效具有重要影响。医生的工作环境既包括办公设施、医疗设备等硬件，也包括医院的组织管理、行政管理等方面的内容，同时，医患关系又直接影响医生的执业环境。本章重点从医患关系、医院管理与医院硬件三个维度考察医生的工作环境，讨论其对工作激励的影响。

第一节　医患关系与工作激励研究

医患关系不仅是医生工作环境的重要组成部分，也是当前卫生经济领域研究的热点。当前医生与患者对彼此关系的评价和信任度均不断降低（汪新建等，2016），而患者对医生的信任水平又影响着医生对患者的信任（谢铮等，2009），紧张的医患关系成为影响医生工作满意度的重要原因（董香书，2012；韩锐，2017）。农村公立医院的医患关系对农村医生将产生什么样的影响？影响机制有哪些？对于不同医生群体的影响力度如何？本章拟对这些问题进行研究。

一、变量选取、数据描述与模型选择

（一）变量选取

工作激励用工作满意度、离职倾向与职业倦怠作为衡量标准（具体指标参照第二章，本章不再赘述）。

医患关系是医生与患者在治疗过程中形成的特殊的双向互动关系。医患关系可以从社会学、医学与管理学三个视角来理解。从社会学的角度来看，医生与患者因为疾病而缔结的关系，医生与患者都带着各自的社会属性进入关系建构之中。而从医学的视角，将医患关系聚焦在"治疗效果"上，从改善治疗效果的目标出发，探讨医生/医方与患者之间的互动模式。从管理角度来看，将医患之间的冲突作为管理问题是探讨医患关系的趋势。我们设置问题"对目前的医患关系感到满意"，调查农村医生对医患关系的整体判断，进一步从三个维度，即"我的病人很尊重我""我的病人很信任我""我的工作得到病人的认可"，要求受访者在"非常不同意""不同意""一般""同意""非常同意"五个选项中选出最符合自己的一项，这三个维度是从医生的视角来理解当前的医患关系。

本节医患关系这一变量的构建如下：对医患关系的三个维度变量，采用里克特5分法，分为非常不同意（赋值为1）、不同意（赋值为2）、一般（赋值为3）、同意（赋值为4）、非常同意（赋值为5）5个等级。得分越高，表示该感觉发生的次数越多。将3个题目得分相加取均值，得到医患关系的平均分。得分越高，医患关系越和谐；得分越低，医患关系和谐程度越低。

（二）相关变量的统计描述

　　从我们对医生调研的总体情况来看，农村医生对于医患关系整体满意或非常满意的仅为20%，其中县级公立医院医生仅为18.1%，乡镇卫生院的医生为21%（见表4-1）。从职称的角度来看，副高及以上的医生有48.6%表示对于医患关系非常不满意或不满意，远高于其他职称的医生（见表4-2）。男性医生有35.7%的医生对医患关系不满意或者非常不满意，而女医生则为27%；35岁以下医生对医患关系表现出不满意或非常不满意的为33%，35岁以上的为28.4%（见表4-3）。

表4-1　不同机构医生的医患关系满意度分布

		县级医院	乡镇卫生院	总体
非常不满意、不满意	频数	104	156	260
	频率（%）	35.49	28.06	30.62
一般	频数	136	283	419
	频率（%）	46.42	50.9	49.35
满意、非常满意	频数	53	117	170
	频率（%）	18.09	21.04	20.02
总体	频数	293	556	849
	频率（%）	100	100	100

表4-2　不同职称医生的医患关系满意度分布

		无职称	初级职称	中级职称	副高及以上
非常不满意、不满意	频数	38	158	63	34
	频率（%）	18.27	35.35	28.25	48.57

续表

		无职称	初级职称	中级职称	副高及以上
一般	频数	109	206	125	25
	频率（%）	52.4	46.09	56.05	35.71
满意、非常满意	频数	61	83	35	11
	频率（%）	29.33	18.57	15.7	15.71
总体	频数	208	447	223	70
	频率（%）	100	100	100	100

表4-3 不同性别、年龄医生的医患关系满意度的分布

		不同性别、年龄医生			
		男	女	小于35	35以上
非常不满意、不满意	频数	127	133	135	125
	频率（%）	35.67	26.98	33.01	28.41
一般	频数	161	258	185	234
	频率（%）	45.22	52.33	45.23	53.18
满意、非常满意	频数	68	102	89	81
	频率（%）	19.1	20.69	21.76	18.41
总体	频数	356	493	409	440
	频率（%）	100	100	100	100

　　进一步，我们分别从医生视角下病人对医生的尊重、信任与认可三个维度考察医患关系。通过表4-4的统计结果，发现有70.4%的医生认为患者对于自己工作是认可的，有59.3%的医生认为患者对自己是信任的。问题主要出现在"尊重"上，仅有20%的医生认为患者对自己是尊重的。

表4-4 分维度考察医患关系

		病人的尊重	病人的信任	病人的认可
非常不同意、不同意	频数	260	36	32
	频率（%）	30.62	4.24	3.77

续表

		病人的尊重	病人的信任	病人的认可
一般	频数	419	310	219
	频率（%）	49.35	36.51	25.8
同意、非常同意	频数	170	503	598
	频率（%）	20.02	59.25	70.44
总体	频数	849	849	849
	频率（%）	100	100	100

（三）模型选择

与第二章类似[①]，由于考查的因变量工作满意度和离职倾向均为有序分类变量，使用有序 probit 模型，

$$Y_i^* = \beta_0 + \beta_1 Z_i + \beta_2 X_i + \varepsilon_i \tag{4-1}$$

与上一章类似，当利用职业倦怠作为医生工作激励水平时，Y_i 为可观测的变量，被视为连续变量，采用可行的广义最小二乘估计（FGLS）进行回归。

$$Y_i = \beta_0 + \beta_1 Z_i + \beta_2 X_i + \varepsilon_i \tag{4-2}$$

Z_i 是影响医生激励的医患关系，是本节感兴趣的自变量。其余控制变量的含义与第二章相同，这里不再赘述。

二、医患关系对工作激励影响的实证结果分析

（一）基准回归结果

利用上述实证模型，就医患关系对医生工作激励的影响进行估计，结果见表 4-5。表 4-5 模型 1 中医患关系的估计系数在 1% 的显著性水平上显著为正，表明控制住基本个体特征之后，对医患关系评价更高的医生有更高的工作满意度。模型 2 和模型 3 中医患关系的估计系数为负，且在 1% 的显著性水平上通过检验，表明对医患关系越满意的医生，离职意向越低。模型 4 中医患关系的估计系数为负值，且在 1% 的显著性水平上通过检验，说明对医患关系越满意，医生职业倦怠程度越低。

---

① 具体模型选取与阐释参考本书第二章。

表4－5　医患关系对医生工作激励影响的估计结果

	模型1	模型2	模型3	模型4
	工作满意度	离职倾向1	离职倾向2	工作倦怠
	有序 probit	有序 probit	有序 probit	FGLS
医患关系	0.518 ***	－0.272 ***	－0.307 ***	－0.233 ***
	(0.043 2)	(0.039 9)	(0.040 0)	(0.029 2)
职称	0.090 6	0.053 4	0.036 1	－0.057 3
	(0.059 4)	(0.056 7)	(0.056 7)	(0.054 3)
从医年限	0.016 7	－0.044 3	－0.034 2	－0.081 9
	(0.041 9)	(0.039 9)	(0.040 0)	(0.068 5)
性别	0.032 1	－0.269 ***	－0.073 9	0.021 5
	(0.078 1)	(0.075 0)	(0.074 8)	(0.053 3)
教育程度	－0.052 1	－0.027 1	－0.004 83	－0.042 3
	(0.059 4)	(0.056 8)	(0.056 9)	(0.039 9)
婚姻状态	0.101	－0.240 **	－0.083 7	－0.168 *
	(0.118)	(0.113)	(0.113)	(0.092 6)
/cut1	－0.255	－2.739 ***	－2.594 ***	
	(0.234)	(0.234)	(0.234)	
/cut2	0.316	－1.581 ***	－1.425 ***	
	(0.231)	(0.227)	(0.225)	
/cut3	1.938 ***	－0.746 ***	－0.489 **	
	(0.238)	(0.223)	(0.223)	
/cut4	3.498 ***	0.223	0.515 **	
	(0.253)	(0.223)	(0.224)	
Constant				0.224
				(0.189)
r2_ p（r2）	0.077 9	0.028 6	0.027 2	0.088
N	849	849	849	849

注：括号中是估计标准误差，***$p < 0.01$，**$p < 0.05$，*$p < 0.1$。

从实证结果来看，医患关系对医生的工作激励有显著的影响。农村公立医院主要服务对象是农村居民，农村居民的医疗、卫生等相关知识较为薄弱，对疾病的了解不够充分。随着收入的提高与新农合的完善，农村居民对医疗服务的要求日益提高，往往对于医生有着较高的期望。相比城市高水平的医院，农村公立医院医疗服务质量相对较低，难以满足农村居民日益增长的卫生服务需求。在访谈中，一些医生反映部分患者不尊重医生、态度粗鲁、固执、难以沟通，并且不遵守医院相关规章制度，甚至有些患者法律意识淡漠，出现了一些极端行为。在我们的调研中也发现，仅有20%左右的医生认为患者对医生是"尊重的"。由于当前医患关系总体紧张，许多医生在诊断过程中为避免出现医患纠纷，不得不采取一系列预防措施，进一步加剧了医生的工作倦怠。

（二）稳健性检验

为进一步验证医患关系与工作激励的关系，我们进行了稳健性检验。

1. 提取医患关系主成分

我们从医生自评的病人对医生的尊重、信任、认可三个问题中，利用主成分分析法提取特征根大于1的公因子进行稳健性检验。我们将提取的公因子命名为医患关系公因子，将其作为医患关系的衡量标准，考察医患关系对医生工作激励的影响，结果见表4-6。表4-6中，模型1到模型4分别估计医患关系公因子对医生工作满意度、离职倾向1、离职倾向2和职业倦怠的影响。模型1到模型4中，医患关系公因子的估计系数均在1%的水平上通过检验，且模型1中估计系数为正，模型3到模型4的估计系数为负，表明医患关系对医生的工作满意度有正向影响，对医生的离职倾向和职业倦怠有负向影响。以上检验结果表明了医患关系对工作激励影响的稳健性。

2. 通过职业选择进行稳健性检验

与前述章节类似，利用"如果重新选择职业我还会选择现在的职业"（变量名为"重新择业"）与"我支持将来子女学医"（变量名为"子女择业"）作为两个职业吸引力的变量，考察医患关系对医生激励的影响，结果见表4-6。表4-6模型5和模型6中医患关系的估计系数均在1%的水平上显著为正，表明医患关系对于医生自身是否从医以及是否支持其子女从医都产生了显著影响。不断紧张的医患关系不仅不利于医生的工作积极性，还将影响医生对子女学医的支持。在访谈中我们发现，一些医生在子女高考填报志愿时，反对子女填报医学专业。一些医生表示，医患关系紧张是他们阻止子女继续从事医疗活动的重要考量。上述稳健性检验一致性地支持了本节主要结论。

表 4 - 6　稳健性检验

	模型1	模型2	模型3	模型4	模型5	模型6
	工作满意度	离职倾向1	离职倾向2	职业倦怠	子女择业	重新择业
	有序 probit	有序 probit	有序 probit	FGLS	有序 probit	有序 probit
医患关系公因子	0.339 ***	- 0.122 ***	- 0.139 ***	- 0.191 ***		
	(0.027 4)	(0.025 1)	(0.025 1)	(0.016 5)		
职称	0.030 0	0.081 4	0.067 9	- 0.028 1	0.044 7	- 0.003 97
	(0.059 1)	(0.056 6)	(0.056 6)	(0.046 4)	(0.057 3)	(0.057 3)
从医年限	- 0.019 6	- 0.032 3	- 0.021 3	0.000 752	0.034 1	0.023 4
	(0.042 1)	(0.040 1)	(0.040 1)	(0.062 5)	(0.040 4)	(0.040 4)
性别	0.100	- 0.300 ***	- 0.111	0.155 ***	0.052 7	- 0.089 3
	(0.078 0)	(0.074 8)	(0.074 5)	(0.047 1)	(0.075 9)	(0.075 8)
教育程度	- 0.104 *	0.003 83	0.029 3	0.024 1	- 0.061 2	- 0.006 37
	(0.059 3)	(0.056 5)	(0.056 6)	(0.035 4)	(0.057 4)	(0.057 5)
婚姻状态	0.008 98	- 0.199 *	- 0.038 6	- 0.165 *	- 0.106	0.042 2
	(0.118)	(0.113)	(0.113)	(0.089 8)	(0.114)	(0.114)
/cut1	- 2.110 ***	- 1.783 ***	- 1.515 ***		0.556 **	0.368
	(0.205)	(0.192)	(0.191)		(0.227)	(0.226)
/cut2	- 1.523 ***	- 0.624 ***	- 0.352 *		1.449 ***	1.269 ***
	(0.198)	(0.186)	(0.185)		(0.230)	(0.229)
/cut3	0.111	0.198	0.570 ***		2.245 ***	2.001 ***
	(0.194)	(0.185)	(0.186)		(0.234)	(0.233)
/cut4	1.667 ***	1.138 ***	1.538 ***		3.432 ***	3.498 ***
	(0.201)	(0.188)	(0.190)		(0.250)	(0.248)
医患关系					0.490 ***	0.529 ***
					(0.042 1)	(0.042 1)
Constant				- 0.921 ***		
				(0.141)		
r2_ p (r2)	0.082 9	0.019 4	0.015 4	0.164	0.060 3	0.067 0
N	849	849	849	849	849	849

注：括号中是估计标准误差，*** $p < 0.01$，** $p < 0.05$，* $p < 0.1$。

三、医患关系对工作激励影响机制的探讨

（一）影响机制假说的提出

职业风险与员工的健康、安全密切相关（McClain，1995；Windt，2000），它是影响医生工作满意度和离职倾向的重要原因（Salancik，1978；李霞，2011）。有研究认为，医患关系紧张成为中国医生职业风险的重要来源，"医闹"进一步威胁了医生的工作安全，加剧了医生的职业风险（刘国君，2016）。由于医患关系紧张，医生在治疗中往往采取风险规避措施，放弃有风险的治疗措施（谢铮等，2009）。基于文献与访谈，我们提出如下假说：

假说1：医患关系通过"职业风险"这一渠道影响医生的工作激励。

职业认同是指员工对自己所从事职业的认同（Ashforth，2000）。职业认同研究一般与特定的职业群体联系在一起，例如，医护工作人员（Trybou，2014）。职业认同感对员工的职业倦怠和离职倾向有着显著影响（Hall，2005），员工感觉到自己的工作有价值与意义将有利于提高员工的工作绩效（Rosso，2010）。结合访谈与文献，我们又提出：

假说2：医患关系将通过"职业认同感"这一渠道影响医生的工作激励。

（二）模型选取与变量描述

1. 模型选取

与前述章节类似，我们采用递归模型估计医院管理对医生工作激励的影响机制。结合本节基准方程，构建递归方程

$$W_i = \theta_0 + \theta_1 Z_i + \theta_2 X_i + \zeta_i \tag{4-3}$$

$$Y_i^* = \lambda_0 + \lambda_1 Z_i + \lambda_2 W_i + \lambda_4 X_i + \upsilon_i \tag{4-4}$$

其中，W 表示职业风险或职业认同感，其他变量含义与前述表示一致。

为识别上述影响机制是否存在，仍用海耶斯（Hayes，2009）中介效应的检验方法（具体参见本书第二章的表述）。首先，估计系数 β_1 显著且为正值，表明医患关系对医生工作激励有促进作用；其次，若和谐的医患关系降低医生的职业风险，预期系数 θ_1 估计结果显著为负，如果和谐的医患关系增加职业认同感，预期系数 θ_1 估计结果显著为正；最后，如果医患

关系对医生的激励影响机制存在，则方程（4-4）估计系数 λ_1 显著为正，并且要小于 β_1。用 Sobel 系数检验方法验证影响机制（中介效应）是否显著。[1]

2. 变量描述

用医生"我感到医生的职业风险很大"这一问题作为职业风险的代理变量，该问题要求受访者在"完全不同意""不同意""一般""同意""完全同意"中选出最符合自己情况的一项。用"总体而言，我喜欢这份工作"作为职业认同感的代理变量，该问题要求受访者在"完全不同意""不同意""一般""同意""完全同意"中选出最符合自己情况的一项。从表4-7可以看出，整体上，医生群体认为在工作过程中职业风险较大，这一比例高达83.4%；有63%的医生喜欢自己的工作，具有较高的职业认同感。

表4-7 职业风险、职业认同感分布

	非常不同意、不同意		一般		同意、非常同意		总体	
	频数	频率（%）	频数	频率（%）	频数	频率（%）	频数	频率（%）
职业风险	29	3.42	112	13.19	708	83.39	849	100
职业认同感	56	6.60	258	30.39	535	63.02	849	100

（三）影响机制的实证分析

1. "职业风险"影响机制的实证分析

表4-8是影响机制1的估计结果。模型1中医患关系的估计系数在1%的水平上显著为负，表明随着医患关系的改善，医生自评的职业风险将下降。模型2中医患关系的估计系数不低于表4-5模型1中医患关系的估计系数，因而医患关系通过职业风险影响医生工作满意度这一路径不能被证明。比较表4-8模型3和表4-5模型2中医患关系的估计系数，以及表4-8模型4和表4-5模型3中医患关系的估计系数，发现前者均小于后者，表明医患关系会通过职业风险这一路径影响医生的离职倾向。类似地，比较表4-8模型5和表4-5中模型4中医患关系的估计系数，前

---

① 具体参见本书第二章相关部分。

者也小于后者，证实医患关系通过职业风险影响医生职业倦怠这一路径。再基于 bootstrap 重复 500 次的 Sobel 检验方法检验职业风险这一作用机制是否存在，检验结果见表 4-9 所示。表 4-9 中针对工作激励各维度的机制检验，除了工作满意度中的间接效应不显著之外，其余各间接影响均较显著，Sobel 检验大体支持了医患关系通过职业风险影响医生的工作激励这一机制。

表 4-8 "职业风险"影响机制的估计结果

	模型 1	模型 2	模型 3	模型 4	模型 5
	职业风险	工作满意度	离职倾向 1	离职倾向 2	工作倦怠
	有序 probit	有序 probit	有序 probit	有序 probit	FGLS
医患关系	-0.330***	0.523***	-0.241***	-0.265***	-0.210***
	(0.043 5)	(0.044 5)	(0.041 0)	(0.041 1)	(0.030 7)
职业风险		0.023 3	0.152***	0.215***	0.082 3**
		(0.047 6)	(0.045 7)	(0.046 0)	(0.041 0)
职称	0.139**	0.088 5	0.040 5	0.017 8	-0.077 4
	(0.060 3)	(0.059 5)	(0.056 9)	(0.056 9)	(0.053 8)
从医年限	0.049 1	0.015 6	-0.052 2	-0.045 2	-0.090 7
	(0.042 2)	(0.041 9)	(0.040 0)	(0.040 1)	(0.068 2)
性别	-0.043 5	0.032 2	-0.271***	-0.075 5	0.025 4
	(0.079 9)	(0.078 1)	(0.075 1)	(0.074 9)	(0.052 7)
教育程度	0.050 9	-0.052 9	-0.033 8	-0.014 4	-0.028 9
	(0.060 3)	(0.059 4)	(0.056 9)	(0.057 0)	(0.039 7)
婚姻状态	0.151	0.098 0	-0.261**	-0.111	-0.187**
	(0.118)	(0.118)	(0.113)	(0.113)	(0.092 8)
/cut1	-2.680***	-0.155	-2.105***	-1.707***	
	(0.264)	(0.311)	(0.302)	(0.302)	
/cut2	-2.227***	0.417	-0.946***	-0.530*	
	(0.250)	(0.309)	(0.297)	(0.296)	
/cut3	-1.317***	2.039***	-0.104	0.420	
	(0.242)	(0.315)	(0.295)	(0.296)	

续表

	模型 1	模型 2	模型 3	模型 4	模型 5
	职业风险	工作满意度	离职倾向 1	离职倾向 2	工作倦怠
	有序 probit	有序 probit	有序 probit	有序 probit	FGLS
/cut4	− 0.005 60	3.599 ***	0.878 ***	1.447 ***	
	(0.239)	(0.326)	(0.298)	(0.301)	
Constant					− 0.185
					(0.266)
r2_ p (r2)	0.047 0	0.078 0	0.033 1	0.036 2	0.144
N	849	849	849	849	849

注：括号中是估计标准误差，*** $p < 0.01$，** $p < 0.05$，* $p < 0.1$。

表 4 – 9　"职业风险"影响机制的检验

	Observed	Bootstrap	z	P > z	Normal	based
	Coef.	Std. Err.			[95% Conf.	Interval]
工作满意度						
_ bs_ 1a	− 0.004 288 9	0.008 816 8	− 0.49	0.627	− 0.021 569 4	0.012 991 6
_ bs_ 2b	0.362 565 9	0.036 194 9	10.02	0.000	0.291 625 2	0.433 506 5
离职倾向 1						
_ bs_ 1a	− 0.033 376 2	0.010 533 9	− 3.17	0.002	− 0.054 022 2	− 0.012 730 2
_ bs_ 2b	− 0.233 754 2	0.040 785 7	− 5.73	0.000	− 0.313 692 7	− 0.153 815 6
离职倾向 2						
_ bs_ 1a	− 0.044 016 3	0.010 725 4	− 4.10	0.000	− 0.065 037 7	− 0.022 994 9
_ bs_ 2b	− 0.242 666 4	0.042 846 1	− 5.66	0.000	− 0.326 643 3	− 0.158 689 5
职业倦怠						
_ bs_ 1a	− 0.009 221 9	0.004 790 2	− 1.93	0.054	− 0.018 610 5	0.000 166 7
_ bs_ 2b	− 0.194 505 2	0.022 764	− 8.54	0.000	− 0.239 121 9	− 0.149 888 6

注：_ bs_ 1 是指间接效应的存在性，_ bs_ 2 是指直接效应的存在性。

通过实证研究，我们发现医患关系紧张会让医生感觉到职业风险的增加，由此对医生的工作激励产生不利影响。医疗活动本身是一项复杂的工作，其结果具有较大的不确定性。在医生未能得到充分保护的条件下，医生在医患纠纷中的工作安全受到挑战，存在被伤害的风险。而且许多医院在出现医疗纠纷之后采取息事宁人的态度，使得医生的权利未能得到有效的保障。医患关系紧张带来医生职业的风险提高，影响了医生工作积极性。我们的实证研究结果也发现，由于职业风险的提高，导致医生产生较强的离职倾向，甚至有的医生产生弃医从事其他职业的想法。还有的医生因职业风险的提高，产生了较大的心理压力，工作倦怠增加。

2. "职业认同感"影响机制的实证分析

表4-10是影响机制假说2的估计结果。模型1中医患关系的估计系数在1%的水平上显著为负，表明随着医患关系的改善，医生职业认同感增加。分别比较表4-10模型2和表4-5模型1、表4-10模型3和表4-5模型2、表4-10模型4和表4-5模型3，以及表4-10模型5和表4-5模型4中对应的医患关系的估计系数，发现前者均小于后者，表明医患关系通过职业认同感这一路径影响医生的工作激励。基于bootstrap重复500次的Sobel检验方法检验医生"职业认同感"这一作用机制是否存在，结果如表4-11所示。表4-11中针对工作激励的各因变量的机制检验，各间接影响因素的显著程度均在1%的水平上显著，Sobel检验大体支持医患关系通过职业认同感影响医生工作激励这一机制。

表4-10 "职业认同感"影响机制的估计结果

	模型1	模型2	模型3	模型4	模型5
	职业认同感	工作满意度	离职倾向1	离职倾向2	工作倦怠
	有序probit	有序probit	有序probit	有序probit	FGLS
医患关系	0.306 ***	0.430 ***	- 0.200 ***	- 0.229 ***	- 0.126 ***
	(0.041 5)	(0.044 8)	(0.041 1)	(0.041 2)	(0.015 2)
职业认同感		0.714 ***	- 0.379 ***	- 0.432 ***	- 0.356 ***
		(0.053 7)	(0.048 3)	(0.048 6)	(0.017 6)
职称	0.042 6	0.080 5	0.067 8	0.052 3	- 0.020 6
	(0.059 3)	(0.060 7)	(0.056 9)	(0.057 0)	(0.021 4)
从医年限	0.134 ***	- 0.051 8	- 0.008 41	0.007 19	0.028 4 *
	(0.041 9)	(0.043 2)	(0.040 3)	(0.040 4)	(0.015 2)

续表

	模型 1	模型 2	模型 3	模型 4	模型 5
	职业认同感	工作满意度	离职倾向 1	离职倾向 2	工作倦怠
	有序 probit	有序 probit	有序 probit	有序 probit	FGLS
性别	0.081 1	−0.009 86	−0.253***	−0.046 7	0.007 25
	(0.078 1)	(0.080 1)	(0.075 3)	(0.075 2)	(0.028 2)
教育程度	0.087 9	−0.107*	−0.001 99	0.024 2	0.014 4
	(0.059 4)	(0.061 1)	(0.057 1)	(0.057 3)	(0.021 5)
婚姻状态	0.019 9	0.113	−0.239**	−0.077 9	−0.070 0
	(0.117)	(0.121)	(0.113)	(0.113)	(0.042 5)
/cut1	−0.555**	1.466***	−3.791***	−3.807***	
	(0.238)	(0.275)	(0.272)	(0.274)	
/cut2	−0.038 5	2.149***	−2.582***	−2.566***	
	(0.232)	(0.276)	(0.262)	(0.261)	
/cut3	1.213***	4.004***	−1.715***	−1.584***	
	(0.234)	(0.294)	(0.256)	(0.256)	
/cut4	2.906***	5.737***	−0.709***	−0.534**	
	(0.245)	(0.315)	(0.254)	(0.255)	
Constant					0.794***
					(0.093 8)
r2_p (r2)	0.037 9	0.170	0.053 6	0.060 1	0.421
N	849	849	849	849	849

注：括号中是估计标准误差，***$p < 0.01$，**$p < 0.05$，*$p < 0.1$。

表 4 – 11 "职业认同感"影响机制的检验

	Observed Coef.	Bootstrap Std. Err.	z	P > z	Normal [95% Conf.	based Interval]
工作满意度						
_bs_1a	0.098 793 4	0.018 181 1	5.43	0.000	0.063 159 2	0.134 427 6
_bs_2b	0.259 483 5	0.030 704 7	8.45	0.000	0.199 303 4	0.319 663 6
离职倾向 1						

续表

	Observed	Bootstrap	z	P > z	Normal	based
	Coef.	Std. Err.			[95% Conf.	Interval]
_ bs_ 1a	− 0.077 04	0.015 246 9	− 5.05	0.000	− 0.106 923 3	− 0.047 156 6
_ bs_ 2b	− 0.190 090 4	0.045 604 4	− 4.17	0.000	− 0.279 473 3	− 0.100 707 5
离职倾向 2	.					
_ bs_ 1a	− 0.083 435 5	0.016 765	− 4.98	0.000	− 0.116 294 2	− 0.050 576 8
_ bs_ 2b	− 0.203 247 3	0.040 737 5	− 4.99	0.000	− 0.283 091 3	− 0.123 403 3
职业倦怠						
_ bs_ 1a	− 0.078 0769	0.0140 46	− 5.56	0.000	− 0.105 606 4	− 0.050 547 3
_ bs_ 2b	− 0.125 650 3	0.017 697 4	− 7.10	0.000	− 0.160 336 6	− 0.090 963 9

注：_ bs_ 1a 是指间接效应的存在性，_ bs_ 2 是指直接效应的存在性。

我们的实证检验结果发现，医患关系显著影响职业认同感，而职业认同感的提高对工作激励有着显著的影响。只有当员工真正认同自己的职业，才能提高自身的工作激励（顾远东，2019；卢慧敏，2019）。由于一些患者对于疾病认识不全面，对医生的期望过高，如果治疗结果不满意，一些患者将对医生进行指责，甚至谩骂、殴打。医生作为知识型员工，对于自我价值、工作尊严着较高的需求，在医患关系中，如果医生受到了不合理的对待，将降低其职业认同感，从而使其工作激励受到影响。

四、子样本的进一步讨论

（一）分县、乡医院医生子样本的讨论

将样本分为县级医疗机构医生和乡镇卫生院医生两个样本，分别估计医患关系对医生工作激励的影响，估计结果见表4-12。表4-12中模型1和模型2中医患关系的估计系数均在1%的水平上显著为正，说明医患关系对县、乡两级医疗机构医生的工作满意度有正向影响。进一步比较可以发现，医患关系对乡镇卫生院医生工作满意度的影响大于县级医疗机构医生。模型3和模型4以及模型5和模型6中医患关系的估计系数均在1%的水平上显著为负，实证检验结果还表明，医患关系对乡镇卫生院医生的离职倾向影响大于县级医疗机构医生。模型7和模型8中医患关系的估计系数在1%的水平上显著为负值，实证检验结果表明，医患关系对县医院医生职业倦怠的影响更大。

表 4 - 12 医患关系对县、乡医生工作激励影响的估计结果

	模型 1	模型 2	模型 3	模型 4	模型 5	模型 6	模型 7	模型 8
	县级医院	乡镇卫生院	县级医院	乡镇卫生院	县级医院	乡镇卫生院	县级医院	乡镇卫生院
	工作满意度	工作满意度	离职倾向 1	离职倾向 1	离职倾向 2	离职倾向 2	职业倦怠	职业倦怠
	有序 probit	有序 probit	有序 probit	有序 probit	有序 probit	有序 probit	FGLS	FGLS
医患关系	0.444 ***	0.565 ***	- 0.159 **	- 0.339 ***	- 0.217 ***	- 0.350 ***	- 0.267 ***	- 0.161 ***
	(0.069 4)	(0.056 0)	(0.063 8)	(0.052 0)	(0.064 1)	(0.051 9)	(0.045 0)	(0.037 3)
职称	- 0.096 6	0.122	- 0.056 3	0.153 **	0.007 18	0.053 4	- 0.114	0.051 7
	(0.118)	(0.075 5)	(0.112)	(0.072 2)	(0.112)	(0.072 0)	(0.089 3)	(0.076 6)
性别	0.058 2	0.021 7	- 0.051 1	- 0.425 ***	0.078 1	- 0.152	0.129	- 0.212 **
	(0.131)	(0.098 7)	(0.125)	(0.095 6)	(0.125)	(0.094 7)	(0.100)	(0.089 1)
教育程度	0.029 2	- 0.126 *	0.140	- 0.036 0	- 0.063 5	0.033 0	0.095 1	0.036 0
	(0.112)	(0.073 1)	(0.108)	(0.070 1)	(0.108)	(0.070 1)	(0.084 3)	(0.068 2)
从医年限	0.075 2	0.033 0	0.175 **	- 0.179 ***	0.052 7	- 0.070 5	- 0.024 9	- 0.062 9
	(0.091 3)	(0.050 5)	(0.087 1)	(0.048 6)	(0.087 1)	(0.048 2)	(0.071 0)	(0.052 1)
婚姻状态	0.078 3	0.177	- 0.481 ***	- 0.046 8	- 0.108	- 0.057 4	0.285 **	- 0.453 ***
	(0.177)	(0.159)	(0.170)	(0.153)	(0.170)	(0.153)	(0.128)	(0.125)
/cut1	- 0.727 *	- 0.065 9	- 1.647 ***	- 3.193 ***	- 2.207 ***	- 2.802 ***		
	(0.423)	(0.288)	(0.404)	(0.295)	(0.411)	(0.292)		
/cut2	- 0.121	0.503 *	- 0.536	- 1.968 ***	- 1.218 ***	- 1.531 ***		
	(0.414)	(0.285)	(0.397)	(0.284)	(0.400)	(0.279)		
/cut3	1.552 ***	2.125 ***	0.311	- 1.115 ***	- 0.191	- 0.635 **		
	(0.419)	(0.296)	(0.395)	(0.279)	(0.396)	(0.277)		
/cut4	3.026 ***	3.745 ***	1.142 ***	- 0.029 8	0.771 *	0.403		
	(0.440)	(0.315)	(0.400)	(0.277)	(0.400)	(0.277)		
Constant							- 0.328	0.167
							(0.327)	(0.229)
r2_ p (r2)	0.063 9	0.092 9	0.020 4	0.053 8	0.016 2	0.037 7	0.170	0.094 0
N	293	556	293	556	293	556	293	556

注：括号中是估计标准误差，*** p < 0.01，** p < 0.05，* p < 0.1。

我们发现，医患关系和谐将更为显著地降低乡镇卫生院医生的离职倾向。乡镇卫生院与农村联系更紧密，乡镇卫生院医生大多是本乡或者邻乡人。还有一些乡镇卫生院医生原本在本地开诊所，后来被乡镇卫生院"收编"。乡镇卫生院的医生与患者更多是熟人关系，如果出现了医患纠纷，乡镇卫生院医生不仅要受到相应的行政处理，还将受到熟人的压力，影响其在当地行医的口碑。和谐的医患关系有助于降低乡镇卫生院医生的离职倾向，保持乡镇卫生院卫生人力资源的稳定性。当前县级医院医生承担较重的医疗诊疗任务，工作压力较大，紧张的医患关系会进一步耗竭县级医院医生的精力与热情，加剧其职业倦怠。

（二）不同年龄段医生子样本的讨论

将样本分为35岁以下和35岁以上医生样本，分别估计医患关系对医生工作激励的影响，结果如表4-13所示。表中模型1和模型2中医患关系的估计系数均在1%的水平上显著为正，说明医患关系对35岁以下和35岁以上医生的工作满意度有正向影响，进一步比较可以发现，医患关系对35岁以下医生工作满意度的影响更大。模型3和模型4以及模型5和模型6中医患关系的估计系数均在1%的水平上显著为负，说明医患关系对县、乡两级医疗机构医生的离职倾向都有显著的负向影响，进一步比较发现，医患关系对年轻医生离职倾向1和对中老年医生离职倾向2的影响力度更大。模型7和模型8中医患关系的估计系数在1%的水平上显著为负值，说明医患关系对两个年龄段医生的职业倦怠均有负向影响，进一步比较发现，医患关系对年轻医生工作倦怠的影响更大。

表4-13　医患关系对不同年龄段医生工作激励影响的估计结果

	模型1	模型2	模型3	模型4	模型5	模型6	模型7	模型8
	小于35岁	35岁以上	小于35岁	35岁以上	小于35岁	35岁以上	小于35岁	35岁以上
	工作满意度	工作满意度	离职倾向1	离职倾向1	离职倾向2	离职倾向2	职业倦怠	职业倦怠
	FGLS	有序probit	有序probit	有序probit	有序probit	有序probit	有序probit	FGLS
医患关系	0.602***	0.427***	-0.281***	-0.257***	-0.242***	-0.375***	-0.239***	-0.192***
	(0.060 9)	(0.062 7)	(0.054 7)	(0.058 7)	(0.054 4)	(0.059 6)	(0.042 5)	(0.039 7)

续表

	模型 1	模型 2	模型 3	模型 4	模型 5	模型 6	模型 7	模型 8
	小于 35 岁	35 岁以上	小于 35 岁	35 岁以上	小于 35 岁	35 岁以上	小于 35 岁	35 岁以上
	工作满意度	工作满意度	离职倾向 1	离职倾向 1	离职倾向 2	离职倾向 2	职业倦怠	职业倦怠
	FGLS	有序 probit	有序 probit	有序 probit	有序 probit	有序 probit	有序 probit	FGLS
职称	0.095 5	0.114	0.060 7	0.043 2	0.126	−0.018 5	−0.042 7	−0.073 6
	(0.093 4)	(0.079 3)	(0.088 5)	(0.075 6)	(0.088 9)	(0.075 5)	(0.097 8)	(0.059 4)
性别	−0.072 0	0.113	−0.181	−0.371 ***	0.067 5	−0.204 **	−0.175	0.045 5
	(0.118)	(0.107)	(0.112)	(0.103)	(0.112)	(0.103)	(0.109)	(0.081 6)
教育程度	−0.005 93	−0.115	−0.086 9	0.025 1	−0.039 9	0.0076 9	−0.055 2	0.120 *
	(0.084 4)	(0.085 4)	(0.080 4)	(0.081 4)	(0.080 5)	(0.081 5)	(0.084 2)	(0.064 2)
从医年限	−0.065 6	0.100	0.111	−0.070 4	0.153 *	−0.046 9	0.101	−0.009 17
	(0.094 0)	(0.065 8)	(0.089 3)	(0.062 7)	(0.090 0)	(0.062 7)	(0.110)	(0.048 2)
婚姻状态	0.135	0.506	−0.254 **	−0.595 *	−0.149	−0.231	−0.249 *	0.246
	(0.135)	(0.373)	(0.128)	(0.361)	(0.129)	(0.357)	(0.130)	(0.278)
/cut1	−0.191	0.195	−2.515 ***	−3.195 ***	−1.968 ***	−3.182 ***		
	(0.328)	(0.520)	(0.324)	(0.513)	(0.322)	(0.511)		
/cut2	0.418	0.742	−1.506 ***	−1.878 ***	−0.942 ***	−1.868 ***		
	(0.322)	(0.520)	(0.317)	(0.503)	(0.312)	(0.501)		
/cut3	2.187 ***	2.260 ***	−0.645 **	−1.054 **	0.124	−1.034 **		
	(0.334)	(0.527)	(0.311)	(0.500)	(0.311)	(0.498)		
/cut4	3.514 ***	4.097 ***	0.295	−0.041 5	1.123 ***	−0.008 13		
	(0.353)	(0.547)	(0.310)	(0.499)	(0.315)	(0.497)		
Constant							0.349	−0.699 *
							(0.298)	(0.391)
r2_ p（r2）	0.104	0.062 4	0.028 3	0.035 2	0.023 9	0.040 1	0.085 2	0.079 8
N	409	440	409	440	409	440	409	440

注：括号中是估计标准误差，*** p < 0.01，** p < 0.05，* p < 0.1。

在访谈中我们发现，年轻医生面临医患纠纷时的沟通技巧、应变能力往往不如中老年医生有经验，医患关系给年轻医生的心理压力也更大。当前我国年轻医生大多活跃在诊疗一线，出现医疗纠纷的概率更大。年轻医生处于职业发展初期，迫切需要一个良好的工作环境，和谐的医患关系将显著提高年轻医生的工作满意度，缓解其职业倦怠，并且降低其离职倾向。

第二节　医院管理与工作激励

良好的医院管理可以为医生营造舒心的执业环境，缓解医生的工作压力。本节重点研究医院管理对农村公立医院医生工作激励的影响力度与影响机制，进一步考察了医院管理对县、乡两级医院医生，不同年龄医生工作激励的异质性影响。

一、变量描述与模型选择

（一）变量描述

医院管理是按照医院工作的客观规律，运用现代管理理论和方法，对人、财、物、信息、时间等资源进行计划、组织、协调、控制，充分发挥医院的整体运行功能，以取得最佳综合效益的管理活动过程。[①] 我们认为，医生对医院管理的评价是影响其工作激励的重要因素。我们在调研中设置了"整体而言对医院的管理是否满意"作为对医院管理的整体评价。医院管理又包含多个维度，在调研中我们设置"行政效率""制度管理""人际关系"三个问题考察医生对医院管理具体维度的评价。

我们利用受访者对"整体而言对医院的管理是否满意"这一问题的回答来衡量整体上医生对医院的管理是否满意，受访者需在"非常不满意""不满意""一般""满意""非常满意"五个选项中选出一项。由表4-14、表4-15、表4-16可以发现，不同职称、不同性别的医生对这一问题的回答有很大的差异，而不同医疗机构以及年龄等的医生对这一问题的回答基本一致。从表4-15中可以看出，副高及以上职称的医生对医院管理感到不满意或非常不满意的比例达到27.9%，远高于无职称医生的15.6%，而副高及以上的医生对医院的管理感到非常满意或满意的比例为

---

① 张萌，汪胜. 医院管理学案例与实训教程［M］. 杭州：浙江大学出版社. 2017：4.

32.6%，低于无职称医生4个百分点，且进一步观察发现，中级职称的医生对医院管理感到不满意或非常不满意的比例最低，为13.9%。通过表4-14发现，县级医疗机构医生和乡镇卫生院医生对医院管理感到满意或非常满意的比例分别为33.1%和34.5%，感到不满意或者非常不满意的比例为17.8%和18.0%。而通过表4-16发现，男医生的不满意或者非常不满意的比例要高于女医生6个百分点；女医生满意或非常满意则高于男医生6个百分点。35岁以下医生对医院管理感到满意或非常满意的比例达到32%，35岁以上医生对医院管理感到满意或非常满意的比例达到35.9%。

表4-14 不同机构医生的医院管理满意度分布

		不同医疗机构		
		县级医院	乡镇卫生院	总体
非常不满意、不满意	频数	52	100	152
	频率（%）	17.75	17.99	17.9
一般	频数	144	264	408
	频率（%）	49.15	47.48	48.06
满意、非常满意	频数	97	192	289
	频率（%）	33.11	34.53	34.04
总体	频数	293	556	849
	频率（%）	100	100	100

表4-15 不同职称医生的医院管理满意度分布

		无职称	初级职称	中级职称	副高及以上
非常不满意、不满意	频数	28	83	29	12
	频率（%）	15.56	19.9	13.88	27.91
一般	频数	86	199	106	17
	频率（%）	47.78	47.72	50.72	39.53
满意、非常满意	频数	66	135	74	14
	频率（%）	36.67	32.37	35.41	32.56
总体	频数	180	417	209	43
	频率（%）	100	100	100	100

表4-16 不同性别、年龄医生的医院管理满意度分布

		男	女	小于35	35以上
非常不满意、不满意	频数	77	75	71	81
	频率（%）	21.63	15.21	17.36	18.41
一般	频数	169	239	207	201
	频率（%）	47.47	48.48	50.61	45.68
满意、非常满意	频数	110	179	131	158
	频率（%）	30.9	36.31	32.03	35.91
总体	频数	356	493	409	440
	频率（%）	100	100	100	100

表4-17是衡量医院管理的五个问题，从表中可以看出，有31.8%的医生对医院的行政管理感到满意或非常满意。认可医院的管理制度较完善、政府和医院对医疗纠纷处理很合理这两个说法的比例分别为25.8%和24.5%。对医院有认同感和归属感的医生的比例为41.1%。在人际关系方面，有63.5%的医生认为与同事合作很好。

表4-17 分维度医院管理满意度分布

		行政管理满意度	管理制度很完善	医疗纠纷处理合理	对医院有认同感和归属感	同事合作很好
非常不满意、不满意	频数	222	205	217	103	48
	频率（%）	26.15	24.15	25.56	12.13	5.65
一般	频数	359	425	424	397	262
	频率（%）	42.29	50.06	49.94	46.76	30.86
满意、非常满意	频数	268	219	208	349	539
	频率（%）	31.75	25.80	24.5	41.11	63.49
总体	频数	849	849	849	849	849
	频率（%）	100	100	100	100	100

（二）模型选择[①]

与第二章类似，由于考查的因变量工作满意度和离职倾向均为有序分

---

① 具体模型选取与阐释参考本书第二章。

类变量，使用有序 probit 模型

$$Y_i^* = \beta_0 + \beta_1 Z_i + \beta_2 X_i + \varepsilon_i \qquad (4-5)$$

与上一章类似，当利用职业倦怠作为医生工作激励水平时，Y_i 为可观测的变量，被视为连续变量，采用可行的广义最小二乘估计（FGLS）进行回归。

$$Y_i = \beta_0 + \beta_1 Z_i + \beta_2 X_i + \varepsilon_i \qquad (4-6)$$

Z_i 是影响医生激励的医院管理，是本节我们感兴趣的自变量。其余控制变量含义与第二章相同，这里不再赘述。

二、医院管理对工作激励影响的实证结果分析

（一）基准回归结果

基于上述实证模型，估计工作收入满意度对医生工作激励的影响的结果见表 4－18。表中模型 1 医院管理的估计系数为正，且在 1% 的显著性水平上通过检验，表明控制住基本个体特征之后，对医院管理更满意的医生的工作满意度更高。模型 2 医院管理的估计系数为负，且在 1% 的显著性水平上通过检验，表明对医院管理更满意的医生，离开本医院工作而自由执业的意向越低。模型 3 医院管理的估计系数为负值，且在 1% 的显著性水平上通过检验，表明对医院管理越满意的医生，离开医院不再从医的意向越低。模型 4 医院管理的估计系数为负值，且在 1% 的显著性水平上通过检验，说明医院管理越满意，医生职业倦怠的程度越低。

通过实证结果，我们发现医生对于医院管理的评价直接影响其工作激励。我国公立医院当前仍然属于事业单位，县级公立医院在医院的战略决策、价格制定、人事制度等方面依旧受到政府多个行政部门的干预，其运行机制也带有一定的行政色彩。医院管理层大多属于国家干部，拥有相应的行政级别，管理层的职业化进程缓慢。医院行政管理人员来源主要包括"业务转型人员"、"应届毕业生"以及"军转干部"。相当多的行政管理人员缺乏专业的管理素质，一些管理人员主要依据经验行事，行政管理效率不高，管理制度的科学化、精细化、专业化程度有待进一步提高。有的县级医院行政管理部门设置过于细化，中层管理层级过多，部门之间存在相互推诿的现象，削弱了行政的执行力与应变能力。医院在协调医患纠纷方面的角色也成为医生关注的焦点。有些医院在出现医患纠纷过程中，未能给予医生充分的信任，而是采取"息事宁人"的妥协态度，给医生施加了

较大的压力。由于医生对于医院的行政效率、管理制度以及对于医患纠纷处理等方面的不满意，使得农村医生工作积极性受到严重影响。随着民营医院、股份制医院的不断壮大，其管理制度更为灵活，给医生，尤其是业务骨干以更加人性化、更加柔性的管理，这些都给现有公立医院管理水平带来了较大的挑战，对医院管理的不满意也是导致医生离职倾向提高的重要原因。

表 4 – 18　医院管理对工作激励影响的估计结果

	模型 1	模型 2	模型 3	模型 4
	工作满意度	离职倾向 1	离职倾向 2	工作倦怠
	有序 probit	有序 probit	有序 probit	FGLS
医院管理	1.120 ***	– 0.446 ***	– 0.448 ***	– 0.356 ***
	(0.054 8)	(0.042 5)	(0.042 5)	(0.029 0)
职称	0.043 4	0.086 6	0.071 0	0.013 4
	(0.062 1)	(0.056 9)	(0.056 9)	(0.049 7)
性别	0.070 0	– 0.065 3	– 0.055 6	– 0.029 7
	(0.044 1)	(0.040 1)	(0.040 1)	(0.035 7)
教育程度	– 0.029 1	– 0.254 ***	– 0.054 9	– 0.037 6
	(0.082 2)	(0.075 4)	(0.075 1)	(0.063 6)
从医年限	0.000 426	– 0.045 2	– 0.018 9	– 0.014 4
	(0.062 4)	(0.057 1)	(0.057 1)	(0.050 7)
婚姻状态	– 0.009 54	– 0.189 *	– 0.020 2	– 0.206 **
	(0.124)	(0.113)	(0.113)	(0.087 7)
/cut1	1.305 ***	– 3.415 ***	– 3.151 ***	
	(0.257)	(0.246)	(0.245)	
/cut2	2.051 ***	– 2.206 ***	– 1.931 ***	
	(0.256)	(0.236)	(0.234)	
/cut3	4.116 ***	– 1.344 ***	– 0.965 ***	
	(0.280)	(0.231)	(0.230)	
/cut4	6.085 ***	– 0.327	0.067 9	
	(0.311)	(0.229)	(0.230)	

续表

	模型 1	模型 2	模型 3	模型 4
	工作满意度	离职倾向 1	离职倾向 2	工作倦怠
	有序 probit	有序 probit	有序 probit	FGLS
Constant				0.603 ***
				(0.178)
r2_ p（r2）	0.246	0.054 7	0.049 3	0.168
N	849	849	849	849

注：括号中是估计标准误差，*** $p < 0.01$，** $p < 0.05$，* $p < 0.1$。

（二）稳健性检验

1. 基于职业选择的分析

参照第二章，本章利用"如果重新选择职业我还会选择现在的职业"（变量名为"重新择业"）与"我支持将来子女学医"（变量名为"子女择业"）作为职业选择的考察，估计其与医院管理的关系，结果如表 4 - 19所示。表 4 - 19 中，模型 1 和模型 2 中医院管理的估计系数均在 1% 的水平上显著为正，表明医院管理满意度提高了医生的职业吸引力，这一估计结果支持了本节的基本结论。

2. 基于主成分法提取医院管理公因子的分析

由于医院管理内涵的丰富性，考虑通过主成分分析将医生对医院行政管理的满意度、医院制度的满意度和医院处理医疗纠纷的满意度三维度提取特征根大于 1 的医院管理公因子，作为医院管理的指代变量，考察其对医生工作激励的影响，结果见表 4 - 19。表 4 - 19 模型 3 中的医院管理公因子的估计系数为正，且在 1% 的水平上显著，拒绝原假设，表明医院管理对医生的工作满意度有显著的促进作用，模型 4、模型 5 以及模型 6 医院管理公因子的估计系数均在 1% 的水平上显著为负，表明随着医院管理认可度的增加，医生的离职倾向和职业倦怠显著下降。这一估计结果也支持了本节的基本结论。

表 4 - 19　稳健性检验

	模型 1	模型 2	模型 3	模型 4	模型 5	模型 6
	子女择业	重新择业	工作满意度	离职倾向 1	离职倾向 2	工作倦怠
	有序 probit	有序 probit	有序 probit	有序 probit	有序 probit	FGLS
医院管理	0. 518 ***	0. 609 ***				
	(0. 044 1)	(0. 044 7)				
医院管理公因子			0. 623 ***	- 0. 288 ***	- 0. 264 ***	- 0. 228 ***
			(0. 033 2)	(0. 026 6)	(0. 026 4)	(0. 017 5)
职称	- 0. 000 783	- 0. 060 8	0. 106 *	0. 055 6	0. 041 4	- 0. 007 08
	(0. 057 3)	(0. 057 6)	(0. 061 4)	(0. 056 9)	(0. 056 8)	(0. 047 7)
性别	0. 052 1	- 0. 103	- 0. 131	- 0. 205 ***	- 0. 011 5	- 0. 023 4
	(0. 076 0)	(0. 076 0)	(0. 081 8)	(0. 075 8)	(0. 075 5)	(0. 062 3)
教育程度	- 0. 063 2	- 0. 003 50	0. 034 6	- 0. 069 5	- 0. 037 3	- 0. 076 0
	(0. 057 6)	(0. 057 8)	(0. 061 9)	(0. 057 3)	(0. 057 3)	(0. 048 3)
从医年限	0. 062 4	0. 057 9	0. 050 8	- 0. 060 5	- 0. 049 5	- 0. 081 3 **
	(0. 040 4)	(0. 040 5)	(0. 043 5)	(0. 040 1)	(0. 040 1)	(0. 035 1)
婚姻状态	- 0. 188	- 0. 048 0	0. 003 87	- 0. 195 *	- 0. 031 2	- 0. 116
	(0. 115)	(0. 115)	(0. 122)	(0. 113)	(0. 113)	(0. 087 3)
/cut1	0. 716 ***	0. 668 ***	- 1. 916 ***	- 2. 110 ***	- 1. 807 ***	
	(0. 235)	(0. 234)	(0. 212)	(0. 195)	(0. 194)	
/cut2	1. 601 ***	1. 576 ***	- 1. 252 ***	- 0. 901 ***	- 0. 598 ***	
	(0. 237)	(0. 237)	(0. 205)	(0. 188)	(0. 186)	
/cut3	2. 393 ***	2. 326 ***	0. 693 ***	- 0. 033 8	0. 361 *	
	(0. 241)	(0. 241)	(0. 203)	(0. 186)	(0. 186)	
/cut4	3. 615 ***	3. 858 ***	2. 597 ***	0. 993 ***	1. 388 ***	
	(0. 260)	(0. 258)	(0. 218)	(0. 189)	(0. 191)	
Constant						- 0. 291 **
						(0. 142)
r2_ p (r2)	0. 061 8	0. 079 4	0. 205	0. 057 8	0. 044 6	0. 183
N	849	849	849	849	849	849

注：括号中是估计标准误差，*** $p < 0.01$，** $p < 0.05$，* $p < 0.1$。

三、医院管理对工作激励影响机制的探讨

（一）影响机制假说的提出

默德等（Mowday et al.，1982）认为，"组织认同是个体认同和投入某一组织的相对强度"。朱利安（Julian，2003）认为，如果员工可以对组织保持较高的忠诚度，则可以提高员工的潜能，并且提高员工的工作效率。只有对医院的信任与归属感，才能保证农村公立医院医生较好地投入工作中，从而提高工作的效率与质量。我们提出两个假说：

假说1：医院管理将通过"组织认同感"影响农村医生工作激励。

普特南（Putnam，1993）认为，社会实践资本是社会组织的一种特征，诸如网络、规范与信任，社会资本促进合作。较高的社会资本将有利于个人之间的合作，提高个人的生产率。李—宽等（Lee et al.，2006）认为，社会资本有助于提高企业的创新绩效；博尔加蒂（Borgatti，2003）认为，组织内部的社会资本将有助于组织内部的相互学习，以促进信息流动共享，提高个人的决策能力。良好的组织氛围将有助于提高员工的积极性，尤其对知识型员工的影响更为显著。帕斯托利萨（Pastoriza，2009）认为，企业的组织设计与管理活动将影响企业内部社会资本的形成。医院作为组织，其内部较高的社会资本将有助于内部成员更好地共享知识与信息，建立高度信任与合作，以便更好地完成医疗服务的目标。由此我们提出假说：

假说2：医院管理将通过"医院内部社会资本"影响农村医生工作激励。

（二）模型的选取

与前述章节类似，我们采用常用的递归模型估计医院管理对医生工作激励的影响机制。结合上述基准方程，构建递归方程

$$W_i = \theta_0 + \theta_1 Z_i + \theta_2 X_i + \zeta_i \tag{4-7}$$

$$Y_i^* = \lambda_0 + \lambda_1 Z_i + \lambda_2 W_i + \lambda_4 X_i + \upsilon_i \tag{4-8}$$

其中，W 表示组织认同感或医院内部社会资本，其他变量含义与前述表示一致。

为识别上述影响机制是否存在，仍用海耶斯（Hayes，2009）中介效应的检验方法。首先，若方程（4-5）或（4-6）的估计系数 β_1 显著且为正值，则表明医院对医生工作激励有促进作用；其次，方程（4-7），医院管

理对中介变量组织认同感或医院内部社会资本的影响，预期系数 θ_1 估计结果显著为正；最后，如果医院管理对医生的激励影响机制存在，则方程（4-8）估计系数 λ_1 显著为正，并且要小于 β_1。用 Sobel 系数检验方法验证影响机制（中介效应）是否显著。

（三）变量描述

我们设置"我对医院有认同感和归属感"考察医生对于医院的组织认同感。借鉴帕斯托利萨（Pastoriza，2002）、维斯特伦德（Westlund，2003）对于组织内社会资本的研究，我们将医生同事间的合作作为医院社会资本的测量指标，用"同事间合作很好"这一问题考察医生的医院内部社会资本。这两个问题均要求受访者在"非常不同意"、"不同意"、"一般"、"同意"和"非常同意"中选取一项回答。表4-20是对两个影响中介变量组织认同感和医院内部社会资本的统计描述。整体上，医生对医院的组织认同感较高，41.1%的农村医生同意或非常同意对医院的组织认同感。医生对医院内部社会资本的认同感也较高，63.5%的医生同意或非常同意其与同事关系合作很好。

表4-20 组织认同感和医院内部社会资本统计描述

	组织认同感		医院内部社会资本	
	频数	频率（%）	频数	频率（%）
非常不同意、不同意	103	12.13	48	5.65
一般	397	46.76	262	30.86
同意、非常同意	349	41.11	539	63.49
总体	849	100	849	100

（四）影响机制的实证分析

1. "组织认同感"影响机制的实证分析

表4-21中，模型1医院管理的估计系数在1%的水平上显著为正，表明医院管理提高了医生的组织认同感，进一步观察发现，表4-21模型2中的医院管理估计系数小于表4-18模型1中的医院管理估计系数，证实了医院管理通过组织认同感影响医生工作满意度。比较表4-21模型2和表4-18模型3中医院管理的估计系数，以及表4-21模型4和表4-18模型3中医院管理的估计系数，前者均小于后者，表明医院管理通过组织认同感影响医生离职倾向。类似地，比较表4-21模型5和表4-18模型4

中医院管理的估计系数，前者也小于后者，表明医院管理通过组织认同感影响医生的职业倦怠。

表 4-21　"组织认同感"影响机制的估计结果

	模型 1	模型 2	模型 3	模型 4	模型 5
	组织认同感	工作满意度	离职倾向 1	离职倾向 2	工作倦怠
	有序 probit	有序 probit	有序 probit	有序 probit	FGLS
医院管理	1.331 ***	0.744 ***	−0.364 ***	−0.286 ***	−0.267 ***
	(0.058 6)	(0.068 4)	(0.060 5)	(0.060 3)	(0.044 4)
组织认同感		0.648 ***	−0.120 *	−0.240 ***	−0.138 ***
		(0.070 5)	(0.063 5)	(0.063 8)	(0.048 9)
职称	0.027 9	0.042 0	0.088 0	0.073 9	0.019 2
	(0.063 0)	(0.063 0)	(0.056 9)	(0.056 9)	(0.048 0)
性别	0.076 4 *	0.046 7	−0.060 1	−0.045 8	−0.061 5 *
	(0.044 9)	(0.044 8)	(0.040 2)	(0.040 2)	(0.034 2)
教育程度	−0.041 3	−0.014 5	−0.257 ***	−0.058 5	−0.069 7
	(0.083 6)	(0.083 6)	(0.075 4)	(0.075 2)	(0.062 7)
从医年限	0.057 5	−0.027 3	−0.040 9	−0.009 75	0.032 0
	(0.063 6)	(0.063 4)	(0.057 1)	(0.057 2)	(0.049 5)
婚姻状态	0.005 01	−0.023 1	−0.188 *	−0.015 4	−0.170 *
	(0.127)	(0.127)	(0.114)	(0.113)	(0.087 3)
/cut1	1.769 ***	1.974 ***	−3.532 ***	−3.398 ***	
	(0.265)	(0.274)	(0.254)	(0.254)	
/cut2	2.765 ***	2.780 ***	−2.320 ***	−2.162 ***	
	(0.267)	(0.274)	(0.244)	(0.242)	
/cut3	4.903 ***	4.966 ***	−1.456 ***	−1.187 ***	
	(0.294)	(0.303)	(0.239)	(0.238)	
/cut4	7.102 ***	7.035 ***	−0.437 *	−0.150	
	(0.332)	(0.337)	(0.237)	(0.237)	
Constant					0.703 ***
					(0.178)
r2_ p（r2）	0.310	0.288	0.056 2	0.055 1	0.192
N	849	849	849	849	849

注：括号中是估计标准误差，*** $p < 0.01$，** $p < 0.05$，* $p < 0.1$。

基于 bootstrap 重复 500 次的 Sobel 检验方法，检验组织认同感这一作用机制是否存在，检验结果如表 4 - 22 所示。表 4 - 22 中针对工作激励的各因变量的机制检验，除离职倾向 1 中的间接效应在不显著之外，其余各间接影响的显著程度均在 1% 的水平上显著，Sobel 检验大体支持了医院管理通过组织认同感影响医生的工作激励这一机制。

表 4 - 22　　"组织认同感"影响机制的检验

	Observed	Bootstrap	z	P > z	Normal	based
	Coef.	Std. Err.			[95% Conf.	Interval]
工作满意度						
_ bs_ 1a	0. 242 455 5	0. 040 239 6	6. 03	0. 000	0. 163 587 3	0. 321 323 8
_ bs_ 2b	0. 377 508 5	0. 050 368 9	7. 49	0. 000	0. 278 787 2	0. 476 229 7
离职倾向 1						
_ bs_ 1a	- 0. 074 239 8	0. 045 769 7	- 1. 62	0. 105	- 0. 163 946 7	0. 015 467 1
_ bs_ 2b	- 0. 340 210 9	0. 062 035 2	- 5. 48	0. 000	- 0. 461 797 7	- 0. 218 624 2
离职倾向 2						
_ bs_ 1a	- 0. 147 432 2	0. 046 605	- 3. 16	0. 002	- 0. 238 776 3	- 0. 056 088 2
_ bs_ 2b	- 0. 255 585 2	0. 062 789 4	- 4. 07	0. 000	- 0. 378 650 9	- 0. 132 520 8
职业倦怠						
_ bs_ 1a	- 0. 115 916 4	0. 021 857 3	- 5. 30	0. 000	- 0. 158 755 8	- 0. 073 077
_ bs_ 2b	- 0. 138 660 7	0. 030 372 2	- 4. 57	0. 000	- 0. 198 189 1	- 0. 079 132 2

　　注：_ bs_ 1 是指间接效应的存在性，_ bs_ 2 是指直接效应的存在性。

　　医院管理通过组织认同感影响医生的工作激励，当医生对医院管理评价较高时，医生对于医院的认同感与归属感也较高，这样有利于提高医生的工作满意度，缓解医生的职业倦怠。而且我们还发现，医生对于医院管理的评价还可以通过组织认同感来影响医生的离职倾向，有效避免人员流失。在调研过程中，一些县级医院医生反映，医院"科层"观念较为严重，片面强调下级服从上级，对于医生的主观能动性调动有限，这种管理方式降低了普通医生对于医院的认同感与归属感。医院本应承担维护医护人员合法权益、提供良好的执业环境的责任，但有些医生反映，在具体运行过程中，医院为了息事宁人，往往有患者投诉就倾向于处理医生，加剧了医生对医院的失望情绪，从而降低了医生对医院的认同感与归属感。

2. "医院内部社会资本"影响机制的实证分析

这里用同事合作作为医院内部社会资本的代理变量检验假说2,结果见表4-23。表4-23模型1中医院管理的估计系数在1%的水平上显著为正,表明医院管理提高了医院内部社会资本,进一步观察发现,表4-23模型2中的医院管理估计系数小于表4-18模型1中的医院管理估计系数,证实医院管理通过医院内部社会资本影响医生的工作满意度。比较表4-23模型2和表4-18模型3中医院管理的估计系数,以及表4-23模型3和表4-18模型4中医院管理的估计系数,前者均小于后者,表明医院管理通过医院内部社会资本影响医生的离职倾向。类似地,比较表4-23模型5和表4-18模型4中医院管理的估计系数,前者也小于后者,表明医院管理通过医院内部社会资本影响医生的职业倦怠。

表4-23 "医院内部社会资本"影响机制的估计结果

	模型1	模型2	模型3	模型4	模型5
	医院内部社会资本	工作满意度	离职倾向1	离职倾向2	工作倦怠
	有序 probit	有序 probit	有序 probit	有序 probit	FGLS
医院管理	0.513 ***	1.022 ***	-0.414 ***	-0.444 ***	-0.264 ***
	(0.044 8)	(0.056 8)	(0.045 8)	(0.045 9)	(0.032 5)
医院内部社会资本		0.408 ***	-0.091 1 *	-0.011 2	-0.179 ***
		(0.054 8)	(0.049 2)	(0.049 1)	(0.036 5)
职称	-0.046 0	0.058 0	0.084 2	0.070 7	-0.043 9
	(0.059 4)	(0.062 7)	(0.056 9)	(0.056 9)	(0.047 4)
性别	0.013 7	0.063 3	-0.063 6	-0.055 4	-0.010 9
	(0.042 0)	(0.044 6)	(0.040 1)	(0.040 1)	(0.033 6)
教育程度	0.092 4	-0.055 7	-0.248 ***	-0.054 0	-0.029 1
	(0.078 4)	(0.083 2)	(0.075 4)	(0.075 2)	(0.061 2)
从医年限	-0.029 2	0.002 4 2	-0.045 5	-0.019 0	0.015 2
	(0.059 6)	(0.063 1)	(0.057 1)	(0.057 1)	(0.048 4)
婚姻状态	0.060 0	-0.026 9	-0.184	-0.019 8	-0.216 **
	(0.118)	(0.125)	(0.114)	(0.113)	(0.085 2)

续表

	模型 1	模型 2	模型 3	模型 4	模型 5
	医院内部社会资本	工作满意度	离职倾向 1	离职倾向 2	工作倦怠
	有序 probit	有序 probit	有序 probit	有序 probit	FGLS
/cut1	− 0. 706 ***	2. 377 ***	− 3. 651 ***	− 3. 179 ***	
	(0. 245)	(0. 300)	(0. 277)	(0. 275)	
/cut2	− 0. 190	3. 168 ***	− 2. 436 ***	− 1. 959 ***	
	(0. 239)	(0. 302)	(0. 267)	(0. 263)	
/cut3	1. 210 ***	5. 324 ***	− 1. 571 ***	− 0. 993 ***	
	(0. 241)	(0. 332)	(0. 262)	(0. 260)	
/cut4	2. 857 ***	7. 358 ***	− 0. 555 **	0. 0395	
	(0. 250)	(0. 364)	(0. 260)	(0. 262)	
Constant					1. 013 ***
					(0. 193)
r2_ p (r2)	0. 073 5	0. 274	0. 056 1	0. 049 3	0. 187
N	849	849	849	849	849

注: 括号中是估计标准误差, *** $p < 0.01$, ** $p < 0.05$, * $p < 0.1$。

基于 bootstrap 重复 500 次的 Sobel 检验方法, 检验 "医院内部社会资本" 这一作用机制是否存在, 检验结果如表 4 – 24 所示。表 4 – 24 中针对工作激励的各因变量的机制检验, 除离职倾向 1 和离职倾向 2 中的间接效应不显著之外, 其余各间接影响的显著程度均在 1% 的水平上显著, Sobel 检验大体支持了医院管理通过 "医院内部社会资本" 影响医生的工作激励这一机制。

表 4 – 24 "医院内部社会资本" 影响机制的检验

	Observed Coef.	Bootstrap Std. Err.	z	P > z	Normal [95% Conf.	based Interval]
工作满意度						
_ bs_ 1a	0. 078 813 3	0. 014 513 9	5. 43	0. 00 0	0. 050 366 5	0. 107 260 1
_ bs_ 2b	0. 541 150 7	0. 030 870 9	17. 53	0. 000	0. 480 644 8	0. 601 656 6

续表

	Observed	Bootstrap	z	P > z	Normal	based
	Coef.	Std. Err.			[95% Conf.	Interval]
离职倾向 1						
_ bs_ 1a	− 0.029 770 5	0.020 060 7	− 1.48	0.138	− 0.069 088 7	0.00 954 77
_ bs_ 2b	− 0.384 680 3	0.043 195	− 8.91	0.000	− 0.469 340 9	− 0.300 019 6
离职倾向 2						
_ bs_ 1a	− 0.001 649 8	0.019 226 3	− 0.09	0.932	− 0.039 332 6	0.036 033
_ bs_ 2b	− 0.401 368 3	0.046 361 2	− 8.66	0.000	− 0.492 234 6	− 0.310 502
职业倦怠						
_ bs_ 1a	− 0.048 292 6	0.009 636 8	− 5.01	0.000	− 0.067 180 4	− 0.029 404 9
_ bs_ 2b	− 0.206 284 4	0.021 292 1	− 9.69	0.000	− 0.248 016 2	− 0.164 552 7

注：_ bs_ 1 是指间接效应的存在性，_ bs_ 2 是指直接效应的存在性。

医疗活动的异质性与复杂性使得医生的医疗活动离不开团队合作。团队各医生之间的角色、资历、经验、精力存在差异，更使得团队各取所长，建立良好的合作关系，共同完成医疗服务显得尤为重要，这也使得医生对于组织内部的社会资本要求较高。在良好的管理水平下，团队医生可以较好的沟通合作，通过分享信息、相互支持，让诊疗活动更为准确、科学。在医疗诊断中，医生之间和谐的人际互动与积极的合作交流还可以促进医生业务能力得到不断的提高，并且增添其工作乐趣，使其职业倦怠得到缓解。但如果管理水平不高，将降低医院内部的社会资本，从而影响医生的工作激励。例如，医院对于医患纠纷的处理不善，很容易导致医生之间相互推诿，从而影响团队合作；医院管理制度的不完善将带来医生之间的权责不明，影响工作效率；行政管理的低效率也不利于医院各部门的分工协作关系，从而影响医生工作的积极性。

四、子样本的进一步讨论

（一）分县、乡医院医生子样本的讨论

我们将样本分县、乡两级医疗机构进行了讨论，相关估计结果如表 4 − 25 所示。表中模型 1 和模型 2 中医院管理的估计系数均在 1% 的水平上显著为正，说明医院管理对县、乡两级医疗机构医生的工作满意度有正向

影响，进一步比较可以发现，医院管理对县级医疗机构医生工作满意度的影响更大。类似地，模型3到模型8中医院管理的估计系数也在1%的水平上显著为负，表明医院管理对县、乡两级医疗机构医生的离职倾向均有显著影响。乡镇卫生院医生职业倦怠受医院管理的影响力度大于县级医院。在调研中我们发现，乡镇卫生院相对规模较小，人员相对集中，领导与医生之间的来往更为密切。如果乡镇卫生院管理能力较强，与医生保持较好的人际关系，满足医生被接纳、承认、重视的需求，更容易产生乡镇卫生院的凝聚力，形成乡镇卫生院较为和谐的工作氛围，有助于缓解医生的职业倦怠。

表4-25　医院管理对县、乡医生工作激励影响的估计结果

	模型1	模型2	模型3	模型4	模型5	模型6	模型7	模型8
	县级医院	乡镇卫生院	县级医院	乡镇卫生院	县级医院	乡镇卫生院	县级医院	乡镇卫生院
	工作满意度	工作满意度	离职倾向1	离职倾向1	离职倾向2	离职倾向2	职业倦怠	职业倦怠
	有序probit	有序probit	有序probit	有序probit	有序probit	有序probit	FGLS	FGLS
医院管理	1.147 ***	1.109 ***	-0.459 ***	-0.438 ***	-0.384 ***	-0.486 ***	-0.306 ***	-0.340 ***
	(0.094 7)	(0.067 8)	(0.071 5)	(0.053 4)	(0.070 3)	(0.053 9)	(0.046 8)	(0.036 6)
职称	-0.064 0	0.046 9	-0.092 2	0.203 ***	-0.010 4	0.104	-0.139 *	0.131 *
	(0.124)	(0.078 8)	(0.113)	(0.072 7)	(0.113)	(0.072 4)	(0.083 1)	(0.068 5)
性别	0.118	0.080 0	0.176 **	-0.202 ***	0.049 7	-0.092 1 *	0.020 3	-0.045 8
	(0.096 5)	(0.052 9)	(0.087 5)	(0.048 5)	(0.087 5)	(0.048 4)	(0.065 5)	(0.044 8)
教育程度	-0.123	0.037 5	0.014 0	-0.456 ***	0.151	-0.175 *	0.214 **	-0.181 **
	(0.140)	(0.103)	(0.126)	(0.095 4)	(0.126)	(0.094 4)	(0.095 4)	(0.081 5)
从医年限	0.066 4	-0.069 4	0.138	-0.054 3	-0.072 6	0.011 9	0.121	-0.064 0
	(0.119)	(0.076 4)	(0.108)	(0.070 4)	(0.108)	(0.070 4)	(0.084 2)	(0.063 8)
婚姻状态	-0.168	0.156	-0.410 **	-0.011 4	-0.013 0	-0.018 3	0.236 *	-0.481 ***
	(0.189)	(0.167)	(0.171)	(0.154)	(0.171)	(0.153)	(0.124)	(0.118)
/cut1	0.929 **	1.441 ***	-2.747 ***	-3.645 ***	-2.840 ***	-3.389 ***		
	(0.466)	(0.318)	(0.427)	(0.309)	(0.429)	(0.308)		

	模型1	模型2	模型3	模型4	模型5	模型6	模型7	模型8
	县级医院	乡镇卫生院	县级医院	乡镇卫生院	县级医院	乡镇卫生院	县级医院	乡镇卫生院
	工作满意度	工作满意度	离职倾向1	离职倾向1	离职倾向2	离职倾向2	职业倦怠	职业倦怠
	有序 probit	有序 probit	有序 probit	有序 probit	有序 probit	有序 probit	FGLS	FGLS
/cut2	1.785***	2.161***	-1.573***	-2.376***	-1.818***	-2.052***		
	(0.461)	(0.317)	(0.416)	(0.295)	(0.416)	(0.291)		
/cut3	4.014***	4.173***	-0.675*	-1.509***	-0.752*	-1.128***		
	(0.498)	(0.348)	(0.409)	(0.289)	(0.408)	(0.287)		
/cut4	5.945***	6.175***	0.231	-0.397	0.242	-0.0604		
	(0.550)	(0.384)	(0.410)	(0.285)	(0.411)	(0.286)		
Constant							-0.181	0.817***
							(0.324)	(0.215)
r2_ p (r2)	0.260	0.245	0.0615	0.0696	0.0386	0.0611	0.177	0.196
N	293	556	293	556	293	556	293	556

注：括号中是估计标准误差，***$p < 0.01$，**$p < 0.05$，*$p < 0.1$。

（二）不同年龄段医生子样本的讨论

这里进一步讨论医院管理对不同年龄段医生工作激励的影响（见表4-26）。表中模型1和模型2中的医院管理估计系数在1%的水平上显著为正，说明医院管理对35岁以下和35岁以上年龄段医生的工作满意度均有显著促进作用，进一步比较可以发现，医院管理对35岁以下的医生的工作满意度影响更大。模型3到模型8中医院管理的估计系数在1%的水平上显著为负，说明医院管理对两个年龄段医生的两种离职倾向均有负向影响。医院管理对于35岁以下的医生职业倦怠影响更大。在医院运行中，年轻医生大多为被管理者，与上级领导的谈判能力也较差。如果医院管理水平不高，将使得年轻医生疲于奔命，带来更多的工作不满意与职业倦怠，并且产生较强的离开医院、自由执业的想法。

表 4 - 26　医院管理对不同年龄段医生工作激励影响的估计结果

	模型 1	模型 2	模型 3	模型 4	模型 5	模型 6	模型 7	模型 8
	35 岁以下	大于35 岁	35 岁以下	大于35 岁	35 岁以下	大于35 岁	35 岁以下	大于35 岁
	工作满意度	工作满意度	离职倾向 1	离职倾向 1	离职倾向 2	离职倾向 2	职业倦怠	职业倦怠
	有序 probit	有序 probit	有序 probit	有序 probit	有序 probit	有序 probit	FGLS	FGLS
医院管理	1.379 ***	0.933 ***	- 0.485 ***	- 0.402 ***	- 0.426 ***	- 0.461 ***	- 0.420 ***	- 0.224 ***
	(0.086 3)	(0.073 0)	(0.060 7)	(0.060 3)	(0.060 0)	(0.061 0)	(0.041 5)	(0.040 0)
职称	0.021 0	0.089 4	0.104	0.067 8	0.166 *	0.013 0	0.036 3	- 0.034 8
	(0.100)	(0.082 0)	(0.088 8)	(0.075 9)	(0.089 3)	(0.075 6)	(0.079 5)	(0.062 0)
性别	0.153	0.110	0.038 5	- 0.069 4	0.091 4	- 0.047 8	0.208 **	- 0.033 1
	(0.101)	(0.068 6)	(0.090 3)	(0.062 9)	(0.090 8)	(0.062 8)	(0.087 6)	(0.048 5)
教育程度	- 0.152	0.043 3	- 0.169	- 0.351 ***	0.092 0	- 0.192 *	0.012 9	- 0.034 7
	(0.127)	(0.112)	(0.113)	(0.103)	(0.113)	(0.103)	(0.096 0)	(0.081 7)
从医年限	0.088 2	- 0.087 4	- 0.112	0.015 4	- 0.062 3	0.010 6	- 0.091 3	0.120 *
	(0.091 5)	(0.088 0)	(0.080 8)	(0.081 4)	(0.080 9)	(0.081 5)	(0.072 0)	(0.069 2)
婚姻状态	- 0.115	0.727 *	- 0.158	- 0.640 *	- 0.056 3	- 0.218	- 0.368 ***	0.422
	(0.146)	(0.382)	(0.130)	(0.362)	(0.130)	(0.356)	(0.113)	(0.256)
/cut1	1.914 ***	1.743 ***	- 3.350 ***	- 3.789 ***	- 2.708 ***	- 3.519 ***		
	(0.386)	(0.540)	(0.350)	(0.520)	(0.346)	(0.515)		
/cut2	2.775 ***	2.421 ***	- 2.288 ***	- 2.426 ***	- 1.622 ***	- 2.173 ***		
	(0.382)	(0.543)	(0.339)	(0.508)	(0.332)	(0.503)		
/cut3	5.190 ***	4.260 ***	- 1.389 ***	- 1.583 ***	- 0.516	- 1.319 ***		
	(0.434)	(0.564)	(0.331)	(0.504)	(0.327)	(0.499)		
/cut4	7.032 ***	6.444 ***	- 0.394	- 0.531	0.517	- 0.273		
	(0.481)	(0.601)	(0.326)	(0.501)	(0.330)	(0.498)		
Constant							0.707 ***	- 0.670 *
							(0.252)	(0.372)
r2_ p (r2)	0.322	0.195	0.059 8	0.055 7	0.051 1	0.054 3	0.232	0.099 5
N	409	440	409	440	409	440	409	440

注：括号中是估计标准误差，***$p < 0.01$，**$p < 0.05$，*$p < 0.1$。

第三节 医院硬件与工作激励

医院的技术设备、后勤保障等构成了医院的硬件，为医生的工作提供了物质环境。本节我们将对医院硬件与医生工作激励之间的关系进行讨论，并且考察医院硬件对不同医生群体工作激励的影响。

一、变量选取、统计描述与模型选择

（一）变量选取

我们从医院的技术设备、远程服务以及后勤保障三个方面来对医院的硬件进行考察。

1. 医院的技术设备

医院技术设备直接与医生的工作密切相关，医生诊疗活动的效果也受医院技术设备的直接影响，它是医院工作硬件的重中之重。考虑到医院不同科室设备差异较大，我们采取医生对于医院技术设备的自评状况作为医院技术设备的衡量标准。在调研中设置"医院技术设备可以满足工作"这一问题，要求受访者在"非常不同意"、"不同意"、"一般"、"同意"和"非常同意"中选择一项最合适的，以对医院的技术设备进行考察。

2. 医疗的远程服务

由于县级医院与乡镇卫生院医疗服务水平处于全国医疗服务体系的低端，为尽快提高县级医院与乡镇卫生院的医疗服务水平，国家借助信息化手段，推动优质资源下沉。医疗的远程服务则是优质医疗资源下沉的重要手段。远程医疗服务的技术设施也构成了信息化时代医院硬件的重要组成部分。我们在调研中设置"我可以从远程医疗服务对接中受益"这一问题，要求受访者在"非常不同意"、"不同意"、"一般"、"同意"和"非常同意"中选择一项最合适的，以对医院的远程服务进行考察。

3. 后勤保障

后勤保障是维持医院正常运转的重要环节。我们在调研中设置"医院的后勤服务让人满意"这一问题，同样要求受访者在"非常不同意"、"不同意"、"一般"、"同意"和"非常同意"中选择一项最合适的，以对医院的后勤保障进行考察。

医院硬件整体评价变量的构建如下：将上述回答采用里克特 5 点法计分，"非常不同意"赋值为 1，"不同意"赋值为 2，"一般"赋值为 3，"同意"赋值为 4，"非常同意"赋值为 5。将受访者对三个变量进行赋值后相加并除以题目数，得到医院硬件整体评价统计值。

（二）相关变量的统计描述

调研发现，从总体上看，有 25.8% 的农村医生认为医院的技术设备医院的技术设备可以满足工作，但是有 31.1% 的医生认为医院的技术设备不能满足工作。进一步，我们发现乡镇卫生院医生中有 38% 的医生认为医院的技术设备不能满足工作需要，远高于县级公立医院医生 18.1% 的比重（见表 4 - 27）。

表 4 - 27　不同机构医生的技术设备满意度分布

		不同医疗机构医生		
		县级医院	乡镇卫生院	总体
非常不同意、不同意	频数	53	211	264
	频率（%）	18.09	37.95	31.1
一般	频数	129	237	366
	频率（%）	44.03	42.63	43.11
同意、非常同意	频数	111	108	219
	频率（%）	37.88	19.42	25.8
总体	频数	293	556	849
	频率（%）	100	100	100

总体上，32.9% 的受访者认为可以从远程医疗服务中对接并受益，而县级医院医生的比例为 37.9%，乡镇卫生院只有 30.2%。不认为可以从远程医疗服务中受益的医生占比为 24.5%，对应的县级医疗机构的医生比例占 15.7%，而持相同观点的乡镇卫生院医生则高达 29.1%（见表 4 - 28）。

表 4 - 28　不同机构医生的远程医疗服务满意度分布

		不同医疗机构医生		
		县级医院	乡镇卫生院	总体
非常不同意、不同意	频数	46	162	208
	频率（%）	15.7	29.14	24.5

续表

		不同医疗机构医生		
		县级医院	乡镇卫生院	总体
一般	频数	136	226	362
	频率（%）	46.42	40.65	42.64
同意、非常同意	频数	111	168	279
	频率（%）	37.88	30.22	32.86
总体	频数	293	556	849
	频率（%）	100	100	100

　　认可医院的后勤服务让人满意的比例占30.5%，持同样观点的乡镇卫生院医生占比为32.2%，县级医院医生为27.3%，乡镇卫生院的比例高于县级医疗机构医生（参见表4-29）。

表4-29　不同机构医生的后勤服务满意度分布

		不同医疗机构医生		
		县级医院	乡镇卫生院	总体
非常不同意、不同意	频数	83	145	228
	频率（%）	28.33	26.08	26.86
一般	频数	130	232	362
	频率（%）	44.37	41.73	42.64
同意、非常同意	频数	80	179	259
	频率（%）	27.3	32.19	30.51
总体	频数	293	556	849
	频率（%）	100	100	100

（三）模型选择

　　与第二章类似[1]，由于考查的因变量工作满意度和离职倾向均为有序分类变量，使用有序 probit 模型

$$Y_i^* = \beta_0 + \beta_1 Z_i + \beta_2 X_i + \varepsilon_i \qquad (4-9)$$

---

① 具体模型选取与阐述参考本书第二章。

与上一章类似，当利用职业倦怠作为医生工作激励水平时，Y_i 为可观测的变量，被视为连续变量，采用可行的广义最小二乘估计（FGLS）进行回归。

$$Y_i = \beta_0 + \beta_1 Z_i + \beta_2 X_i + \varepsilon_i \qquad (4-10)$$

Z_i 是影响医生激励的医院硬件的评价，是本节感兴趣的自变量。其余变量的含义与第二章相同，这里不再赘述。

二、医院硬件对工作激励影响的实证结果分析

基于上述模型，对医院硬件影响医生的工作激励进行估计，结果见表 4-30。表 4-30 中模型 1 医院硬件的估计系数为正，且在 1% 的显著性水平上通过检验，表明控制住基本个体特征之后，对医院硬件的认可度增加，可以提高医生的工作满意度。模型 2 和模型 3 医院硬件的估计系数为负，且在 1% 的显著性水平上通过检验，表明医院硬件越支持医生的工作，医生的离职倾向越低。模型 4 医院硬件的估计系数显著为负，且在 1% 的显著性水平上通过检验，说明医生对医院硬件越认可，医生的职业倦怠程度越低。

表 4-30 硬件设施对医生工作激励影响的估计结果

	模型 1	模型 2	模型 3	模型 4
	工作满意度	离职倾向 1	离职倾向 2	工作倦怠
	有序 probit	有序 probit	有序 probit	FGLS
医院硬件	0.897 ***	-0.423 ***	-0.360 ***	-0.441 ***
	(0.057 5)	(0.050 1)	(0.049 6)	(0.035 9)
职称	0.010 6	0.095 1 *	0.075 5	-0.004 79
	(0.060 0)	(0.056 8)	(0.056 7)	(0.048 7)
从医年限	0.0647	-0.067 1 *	-0.055 0	-0.021 7
	(0.042 5)	(0.040 0)	(0.040 0)	(0.036 7)
性别	-0.053 6	-0.234 ***	-0.050 4	-0.131 **
	(0.079 6)	(0.075 4)	(0.075 1)	(0.063 6)
教育程度	-0.037 3	-0.032 1	-1.61e-05	-0.074 3
	(0.060 2)	(0.056 9)	(0.056 8)	(0.049 3)

续表

	模型 1	模型 2	模型 3	模型 4
	工作满意度	离职倾向 1	离职倾向 2	工作倦怠
	有序 probit	有序 probit	有序 probit	FGLS
婚姻状态	0.067 8	-0.22 1*	-0.059 7	-0.304***
	(0.120)	(0.113)	(0.113)	(0.087 0)
/cut1	0.689***	-3.196***	-2.720***	
	(0.254)	(0.252)	(0.249)	
/cut2	1.311***	-2.021***	-1.548***	
	(0.253)	(0.244)	(0.240)	
/cut3	3.075***	-1.174***	-0.616***	
	(0.266)	(0.240)	(0.237)	
/cut4	4.764***	-0.185	0.378	
	(0.288)	(0.238)	(0.239)	
Constant				1.118***
				(0.194)
r2_ p（r2）	0.134	0.0388	0.0247	0.171
N	849	849	849	849

注：括号中是估计标准误差，$***p < 0.01$，$**p < 0.05$，$*p < 0.1$。

医院硬件条件显著影响了医生的工作激励。当医生进行诊疗活动时，技术设备落后将严重影响医生的工作效率，增加医生的工作负担，将对医生的工作积极性产生负面影响。我们在调研中发现，虽然当前国家加强了对于基层医疗机构的投入，硬件水平有了显著改善，但是由于县级医院接待病人人数较多，对医疗设备的要求也更大，对部分医疗机构的技术设备供给提出了挑战。

远程医疗服务借助计算机技术、应用远程通信技术交互式传递信息以及多媒体技术，展开远距离医疗服务，在一定程度上可以缓解基层医院医疗技术水平不高的问题。通过与城市高水平的三甲医院合作建立远程会诊平台，可以实现三甲医院对基层医院尤其是县级医院遇到的疑难杂症进行会诊，提高基层医院的诊疗水平。但在实际运行过程中我们发现，虽然政府加大了对远程医疗的投入，县级医院基本具备了相关的技术与设备，但由于基层医院本身的技术设备及力量匮乏，导致必要的辅助检查无法有效开展，使得上级医院专家难以对基层医院的病人进行有效的诊疗。另一方面，一些基层医院远程医疗中的技术仍然有待提高。例如，有的地区互联网速度不稳定，在诊疗过程中出现延迟、中断、画面模糊等现象。由于患者图像、声音不能同步、连续并且清晰地传送给会诊专家，无疑直接影响了诊疗效果，也影响了参与远程医疗医生的工作积极性。

优质的后勤服务为医生与患者提供了良好的工作与就医环境。调研发现，当前有些县级公立医院将后勤服务外包给公司，但是外包公司服务质量参差不齐。从我们的实证研究也发现，包括后勤服务在内的硬件环境是影响医生工作激励的重要原因。

三、子样本的进一步讨论

（一）分县、乡医院医生子样本的讨论

这里进一步将样本分为县、乡两级医疗机构子样本，分别考察医院硬件对医生工作激励的影响，结果见表4-31。表中模型1到模型8中医院硬件的估计系数均在1%的水平上显著不等于0，表明医院硬件对于县、乡医生工作激励都有较为显著的影响。进一步比较模型1和模型2、模型7和模型8中医院硬件的估计系数可以发现，对于工作满意度与职业倦怠而言，县级医院医生对于医院硬件更为敏感。我们认为，县级医院面对患者较多，医疗活动更为复杂，如果硬件设备不足，将不能满足医生的工作需求，从而严重影响医生的工作满意度，加剧医生的职业倦怠。

通过对模型3和模型4，以及模型5和模型6中医院硬件估计系数的比较，我们发现，乡镇卫生院硬件环境的缺失将对医生离职倾向产生显著的影响。调研中，一些乡镇卫生院医生反映，乡镇卫生院曾经是农村急诊或是常规病的第一选择，当时乡镇卫生院有常规的辅助检查，有X光机、B超、心电图等相关设备。但随着乡镇卫生院的萎缩，相关设备投入不够，原有的许多设备都报废了。硬件的缺失进一步制约了乡镇卫生院医生的医疗活动。而医生属于知识密集型员工，如果长期在患者稀少的医疗机构工作，往往会对其医术水平产生严重的影响，最终引起乡镇卫生院医生较高的离职倾向。

表 4 - 31 硬件设施对县、乡医生工作激励影响的估计结果

	模型 1	模型 2	模型 3	模型 4	模型 5	模型 6	模型 7	模型 8
	县级医院	乡镇卫生院	县级医院	乡镇卫生院	县级医院	乡镇卫生院	县级医院	乡镇卫生院
	工作满意度	工作满意度	离职倾向 1	离职倾向 1	离职倾向 2	离职倾向 2	职业倦怠	职业倦怠
	有序 probit	有序 probit	有序 probit	有序 probit	有序 probit	有序 probit	FGLS	FGLS
医院硬件	0.987 ***	0.877 ***	- 0.363 ***	- 0.419 ***	- 0.334 ***	- 0.377 ***	- 0.370 ***	- 0.429 ***
	(0.106)	(0.070 7)	(0.090 0)	(0.062 2)	(0.089 5)	(0.061 7)	(0.056 5)	(0.046 5)
职称	- 0.157	0.113	- 0.043 3	0.163 **	0.026 4	0.062 4	- 0.018 7	0.033 2
	(0.120)	(0.076 1)	(0.112)	(0.072 3)	(0.112)	(0.071 9)	(0.083 1)	(0.067 6)
从医年限	0.092 9	0.046 5	0.175 **	- 0.188 ***	0.053 6	- 0.080 0 *	- 0.039 4	0.005 8 9
	(0.093 1)	(0.051 0)	(0.087 2)	(0.048 6)	(0.087 2)	(0.048 1)	(0.066 2)	(0.047 1)
性别	0.009 50	- 0.085 7	- 0.036 3	- 0.389 ***	0.102	- 0.130	0.106	- 0.209 **
	(0.134)	(0.101)	(0.125)	(0.096 3)	(0.125)	(0.095 5)	(0.096 7)	(0.082 0)
教育程度	0.184	- 0.114	0.089 3	- 0.035 8	- 0.109	0.040 3	- 0.029 4	- 0.061 7
	(0.117)	(0.073 9)	(0.109)	(0.070 1)	(0.109)	(0.070 0)	(0.087 4)	(0.061 9)
婚姻状态	0.016 8	0.148	- 0.468 ***	- 0.019 9	- 0.079 9	- 0.033 8	0.288 **	- 0.625 ***
	(0.181)	(0.161)	(0.170)	(0.153)	(0.170)	(0.153)	(0.123)	(0.115)
/cut1	1.183 **	0.674 **	- 2.461 ***	- 3.402 ***	- 2.712 ***	- 2.842 ***		
	(0.513)	(0.307)	(0.478)	(0.311)	(0.483)	(0.306)		
/cut2	1.828 ***	1.292 ***	- 1.333 ***	- 2.172 ***	- 1.717 ***	- 1.570 ***		
	(0.507)	(0.307)	(0.470)	(0.299)	(0.471)	(0.292)		
/cut3	3.695 ***	3.022 ***	- 0.473	- 1.317 ***	- 0.679	- 0.686 **		
	(0.532)	(0.324)	(0.465)	(0.294)	(0.464)	(0.290)		
/cut4	5.353 ***	4.749 ***	0.382	- 0.228	0.281	0.338		
	(0.572)	(0.350)	(0.466)	(0.290)	(0.467)	(0.291)		
Constant							0.199	1.243 ***
							(0.365)	(0.238)
r2_ p (r2)	0.140	0.138	0.032 0	0.055 7	0.019 2	0.032 5	0.175	0.206
N	293	556	293	556	293	556	293	556

注：括号中是估计标准误差，***p < 0.01，**p < 0.05，*p < 0.1。

（二）分不同年龄段医生子样本的分析

表4-32是分不同年龄段医生子样本，用来估计医院硬件设施对医生工作激励的影响结果。表中模型1到模型8中医院硬件的估计系数均在1%的显著水平上拒绝原假设，表明医院的硬件水平对于不同年龄的医生都表现出显著的影响。进一步分析，比较模型1和模型2中医院硬件估计系数可以发现，对工作满意度而言，医院硬件设施对于年轻医生的影响更大；比较模型7和模型8硬件设施对年轻医生的职业倦怠影响也略大于中老年医生。相比中老年医生，年轻医生的经验不足，对于技术设备的要求更高，年轻医生也更容易在远程医疗活动中尽快成长，但基层医院硬件水平不足，制约了年轻医生的学习与成长，对年轻医生的工作满意度与职业倦怠将产生较大的影响。

但是就离职倾向而言，分别比较模型3和模型4，以及模型5和模型6医院硬件的估计系数可以发现，中老年医生对于硬件更为敏感。我们认为，中老年医生离开公立医院的机会更多，如果其对于医院硬件水平不满意，更容易导致其离职，对医生队伍的稳定性带来潜在的挑战。

表4-32　硬件设施对不同年龄段医生工作激励影响的估计结果

	模型1	模型2	模型3	模型4	模型5	模型6	模型7	模型8
	35岁以下	大于35岁	35岁以下	大于35岁	35岁以下	大于35岁	35岁以下	大于35岁
	工作满意度	工作满意度	离职倾向1	离职倾向1	离职倾向2	离职倾向2	职业倦怠	职业倦怠
	有序probit	有序probit	有序probit	有序probit	有序probit	有序probit	FGLS	FGLS
医院硬件	1.042 ***	0.749 ***	-0.386 ***	-0.460 ***	-0.267 ***	-0.465 ***	-0.479 ***	-0.350 ***
	(0.082 3)	(0.083 0)	(0.067 3)	(0.075 7)	(0.066 2)	(0.075 6)	(0.053 1)	(0.048 2)
职称	-0.0266	0.060 3	0.111	0.079 8	0.164 *	0.023 0	0.085 3	-0.064 3
	(0.094 7)	(0.080 0)	(0.088 5)	(0.075 2)	(0.088 9)	(0.075 5)	(0.087 8)	(0.054 2)
从医年限	0.039 9	0.116 *	0.069 8	-0.078 7	0.126	-0.058 6	-0.014 3	0.063 9
	(0.095 9)	(0.066 5)	(0.089 7)	(0.062 8)	(0.090 2)	(0.062 7)	(0.097 2)	(0.048 0)
性别	-0.171	0.041 7	-0.152	-0.326 ***	0.085 9	-0.175 *	-0.258 **	-0.004 48
	(0.121)	(0.109)	(0.113)	(0.104)	(0.112)	(0.103)	(0.100)	(0.078 2)

续表

	模型 1	模型 2	模型 3	模型 4	模型 5	模型 6	模型 7	模型 8
	35 岁以下	大于35 岁	35 岁以下	大于35 岁	35 岁以下	大于35 岁	35 岁以下	大于35 岁
	工作满意度	工作满意度	离职倾向1	离职倾向1	离职倾向2	离职倾向2	职业倦怠	职业倦怠
	有序probit	有序probit	有序probit	有序probit	有序probit	有序probit	FGLS	FGLS
教育程度	0.014 5	− 0.106	− 0.088 5	0.014 6	− 0.037 6	0.016 8	− 0.152**	0.048 4
	(0.086 1)	(0.086 1)	(0.080 4)	(0.081 4)	(0.080 5)	(0.081 4)	(0.076 1)	(0.061 5)
婚姻状态	0.077 9	0.445	− 0.226*	− 0.573	− 0.129	− 0.127	− 0.320***	− 0.017 5
	(0.138)	(0.377)	(0.129)	(0.362)	(0.129)	(0.356)	(0.118)	(0.267)
/cut1	0.864**	0.944*	− 2.826***	− 3.783***	− 2.026***	− 3.303***		
	(0.358)	(0.538)	(0.346)	(0.531)	(0.341)	(0.523)		
/cut2	1.564***	1.515***	− 1.810***	− 2.438***	− 1.001***	− 1.980***		
	(0.355)	(0.538)	(0.338)	(0.520)	(0.331)	(0.512)		
/cut3	3.548***	3.123***	− 0.944***	− 1.598***	0.0604	− 1.149**		
	(0.381)	(0.551)	(0.332)	(0.515)	(0.329)	(0.509)		
/cut4	5.018***	5.075***	0.008 87	− 0.558	1.051***	− 0.135		
	(0.409)	(0.577)	(0.329)	(0.513)	(0.333)	(0.508)		
Constant							1.384***	0.044 9
							(0.303)	(0.397)
r2_ p（r2）	0.182	0.099 9	0.033 7	0.049 5	0.020 9	0.038 6	0.194	0.124
N	409	440	409	440	409	440	409	440

注：括号中是估计标准误差，***$p < 0.01$，**$p < 0.05$，*$p < 0.1$。

本章的实证检验结果表明，医生工作环境的三个维度——医患关系、医院管理与医院硬件都与工作激励有着密切的关系。医患关系将通过"职业风险""职业认同感"两项机制影响医生的工作激励。医患关系对乡镇卫生院医生的工作满意度与离职倾向影响更大，其对县级医生的职业倦怠影响也更大。分年龄段看，医患关系对于 35 岁以下医生的工作满意度、职业倦怠的影响均大于 35 岁以上的医生。医院管理将通过"组织认同感"

"医院内部社会资本"两条渠道影响医生的工作激励。医院管理对县医院医生的工作满意度影响力度更大，对乡镇卫生院医生职业倦怠影响力度更大。从我们的实证检验结果来看，为医生提供良好的工作环境将有效提高医生的工作激励。通过构建和谐的医患关系，提升医患关系，改进医院硬件设施，将有效提高医生的工作满意度，降低医生的离职倾向，缓解其职业倦怠。

第五章

職业发展、工作自主权与
工作激励

职业发展与工作自主权是员工工作中更高层次自我实现的重要内容，它们对员工尤其是知识型员工的工作激励有着重要影响（翁清雄，2010；才国伟，2013）。本章将讨论职业发展、工作自主权与工作激励的关系。

第一节　职业发展与工作激励研究

　　在现代社会，随着社会分工的不断深入，职业活动成为人们社会生活的核心。职业发展对于员工尤其是知识型员工至关重要。本节将对职业发展影响农村医生的工作激励进行实证研究，进一步分析其影响机制，并就职业发展对于不同群体医生工作激励的影响进行讨论。

一、变量选取、统计描述与模型选择

（一）变量选取

1. 工作激励

参照第二章选取变量，这里不再赘述。

2. 职业发展

本节拟从职称、职务与培训机会三个角度对职业发展进行考察。职称具有区分医生专业能力、决定医生工资福利增长等功能。作为事业单位的公立医院，职称是医生职业发展非常重要的组成部分。我们选取"职称晋升感到满意"作为医生对个人职称发展评价的考察，要求受访者在"非常不同意"、"不同意"、"一般"、"同意"和"非常同意"中选择一项最符合其情况的。由于医疗行业技术更新较快，业务培训机会对医生的职业生涯发展也有着重要的作用。丹尼尔（Daniel，1998）也认为，职业培训对于员工的工作绩效有着显著的影响。我们选取医生对"我的业务培训机会较多"作为农村医生对于职业发展中业务培训状况评价的考察标准，要求受访者在"非常不同意"、"不同意"、"一般"、"同意"和"非常同意"中选择一项最合适的。职务晋升是组织内的稀缺资源，成功晋升意味着员工不仅能够获得更为丰厚的物质补偿，还意味着拥有更多的权力与资源（Tzafrir & Hareli.，2009）。普赖斯（Price，2001）研究发现，升迁考核将对工作满意度、离职倾向产生显著影响。我们选取"职务晋升感到满意"作为医生对于职务晋升状况评价的衡量标准，同样要求受访者在"非常不同意"、"不同意"、"一般"、"同意"和"非常同意"中选择一项最合适的。

（二）相关变量统计描述

表5-1描述的是不同医疗机构、不同年龄医生职称晋升满意度的调查情况。整体上，对职称晋升感到满意的比例为20%。县级医疗机构医生对职称晋升感到满意的比例为22.9%，乡镇卫生院医生对职称晋升感到满意的比例为18.4%；35岁以下的医生对职称晋升感到满意的比例为20.5%，35岁以上的医生对职称晋升感到满意的比例为19.3%。整体满意度较低。

表5-1　不同医疗机构、不同年龄医生的职称晋升满意度分布

		不同医疗机构、年龄医生				
		县级医院	乡镇卫生院	小于35	35以上	总体
非常不同意、不同意	频数	104	192	132	164	296
	频率（%）	35.49	34.53	32.27	37.27	34.86
一般	频数	122	262	193	191	384
	频率（%）	41.64	47.12	47.19	43.41	45.23
同意、非常同意	频数	67	102	84	85	169
	频率（%）	22.87	18.35	20.54	19.32	19.91
总体	频数	293	556	409	440	849
	频率（%）	100	100	100	100	100

表5-2描述的是不同医疗机构、不同年龄的医生群体关于职务晋升机会的调查情况，从表5-2中可以看出，11.2%的医生对"晋升机会较多"持同意或者非常同意的意见，而不同意这一说法的比例达到42.9%。县级医疗机构医生认为职务晋升机会较多的比例为14.7%，乡镇卫生院医生持此态度的比例为9.4%，相差5个百分点；35岁以下医生认为职务晋升机会多的比例为12.7%，35岁以上为9.8%，相差将近3个百分点。说明医院在职务晋升这一方面还需要完善相关制度，给不同群体的医生提供一个充分展现自身才能的平台。

表5-2　不同医疗机构、不同年龄医生的职务晋升满意度分布

		不同医疗机构、年龄医生				
		县级医院	乡镇卫生院	小于35	35以上	总体
非常不同意、不同意	频数	120	244	172	192	364
	频率（%）	40.96	43.88	42.05	43.64	42.87
一般	频数	130	260	185	205	390
	频率（%）	44.37	46.76	45.23	46.59	45.94
同意、非常同意	频数	43	52	52	43	95
	频率（%）	14.68	9.35	12.71	9.77	11.19
总体	频数	293	556	409	440	849
	频率（%）	100	100	100	100	100

　　表5-3描述的是不同医疗机构、不同年龄的医生群体关于医生业务培训机会的调查情况，总体来说，只有22.3%的医生对于业务培训机会较多表示同意或非常同意。其中对于业务培训机会较多持同意、非常同意态度的县级医疗机构医生的比例为28.7%，乡镇卫生院医生的比例为18.9%。可见，不同的医疗机构培训情况是不同的，县级医疗机构高于乡镇卫生院将近10个百分点。不同年龄的医生群体对这一问题的回答基本相同，35岁以上的医生认为医生业务培训机会较多的比例为22.25%，而35岁以上医生赞同这一说法的比例为22.27%，两者的差异较小。

表5-3　不同医疗机构、不同年龄医生的业务培训机会满意度分布

		不同医疗机构、年龄医生				
		县级医院	乡镇卫生院	小于35岁	35岁以上	总体
非常不同意、不同意	频数	68	178	122	124	246
	频率（%）	23.21	32.01	29.83	28.18	28.98
一般	频数	141	273	196	218	414
	频率（%）	48.12	49.1	47.92	49.55	48.76
同意、非常同意	频数	84	105	91	98	189
	频率（%）	28.67	18.88	22.25	22.27	22.26
总体	频数	293	556	409	440	849
	频率（%）	100	100	100	100	100

（三）模型选择

与第二章类似①，由于考查的因变量工作满意度和离职倾向均为有序分类变量，使用有序 probit 模型

$$Y_i^* = \beta_0 + \beta_1 Z_i + \beta_2 X_i + \varepsilon_i \qquad (5-1)$$

与上一章类似，当利用职业倦怠作为医生工作激励水平时，Y_i 为可观测的变量，被视为连续变量，采用可行的广义最小二乘估计（FGLS）进行回归。

$$Y_i = \beta_0 + \beta_1 Z_i + \beta_2 X_i + \varepsilon_i \qquad (5-2)$$

Z_i 是影响医生激励的职业发展，是本章感兴趣的自变量。其余变量的含义与第二章相同，这里不再赘述。

二、职业发展对工作激励影响的实证结果分析

（一）基准回归

基于上述实证模型，本节对职业发展影响医生的工作激励进行实证估计，结果见表 5-4。模型 1 中职业发展的估计系数为正，且在 1% 的显著性水平上通过检验，表明控制住基本个体特征之后，对职业发展越满意的医生工作满意度更高。模型 2 和模型 3 中职业发展的估计系数为负，且在 1% 的显著性水平上通过检验，表明职业发展越满意的医生，离职倾向越低。模型 4 中职业发展的估计系数为正，且在 1% 的显著性水平上通过检验，说明随着职业发展评价的提高，医生职业倦怠的程度会下降。

表 5-4 职业发展对医生工作激励影响的估计结果

	模型 1	模型 2	模型 3	模型 4
	工作满意度	离职倾向 1	离职倾向 2	工作倦怠
	有序 probit	有序 probit	有序 probit	FGLS
职业发展	0.794 ***	-0.403 ***	-0.364 ***	-0.450 ***
	(0.032 8)	(0.053 2)	(0.046 7)	(0.046 4)
职称	0.007 82	0.097 8 *	0.080 4	0.058 3
	(0.059 9)	(0.056 8)	(0.056 8)	(0.049 5)

---

① 具体模型阐述参考本书第二章相关部分。

续表

	模型 1	模型 2	模型 3	模型 4
	工作满意度	离职倾向 1	离职倾向 2	工作倦怠
	有序 probit	有序 probit	有序 probit	FGLS
从医年限	0.065 9	− 0.068 2 *	− 0.057 1	− 0.125 ***
	(0.042 3)	(0.040 0)	(0.040 0)	(0.035 1)
性别	0.011 6	− 0.263 ***	− 0.071 2	− 0.103 *
	(0.079 0)	(0.075 2)	(0.074 8)	(0.062 0)
教育程度	− 0.062 7	− 0.022 7	0.006 47	0.025 5
	(0.059 9)	(0.056 8)	(0.056 8)	(0.046 9)
婚姻状态	0.088 2	− 0.235 **	− 0.070 5	0.034 7
	(0.119)	(0.113)	(0.113)	(0.085 6)
/cut1	0.197	− 3.036 ***	− 2.643 ***	
	(0.239)	(0.238)	(0.236)	
/cut2	0.827 ***	− 1.866 ***	− 1.472 ***	
	(0.237)	(0.230)	(0.227)	
/cut3	2.555 ***	− 1.019 ***	− 0.538 **	
	(0.248)	(0.227)	(0.225)	
/cut4	4.215 ***	− 0.021 1	0.471 **	
	(0.268)	(0.225)	(0.226)	
Constant				0.542 ***
				(0.168)
r2_ p (r2)	0.123	0.040 0	0.028 4	0.201
N	849	849	849	849

注：括号中是估计标准误差，*** $p < 0.01$，** $p < 0.05$，* $p < 0.1$。

实证检验结果表明，职业发展对于医生工作激励具有显著影响，医生对于个体职业发展评价较好，将有助于提高工作满意度，降低离职倾向，并且有效缓解职业倦怠。医生作为专业性较强的员工，对职称晋升有较高的需求，但在职称评定中，往往对于论文、课题有较高要求，农村公立医院主要服务农村，医生发表论文与争取课题支持较为困难。县级医院科教项目收入少（平均每家县级医院科教收入明显低于更高层级的医院，参见表5－5），也从一个侧面反映出农村公立医院在科研方面的弱势地位。在访谈中我们发现，即使在县级医院，许多资深的医生也难以晋升为副主任医师。乡镇卫生院医生的晋升则更困难。农村公立医院行政级别较低，医生晋升的机会比较少，基层医院受平台所限，医生外出培训机会也较少，这就导致了医生人力资本提高受到较大的限制。整体来看，作为脑力劳动者的医生往往对职业发展有着更高的要求，但是受到农村公立医院平台所制约，相当一部分医生的职业发展遇到了瓶颈，最终不利于提高医生的工作激励。

表 5－5　2017 年各级综合医院收入与支出

指标名称	合计	委属	省属	地级市属	县级市属	县属
机构数（个）	4 521	25	245	960	1 478	1 813
平均每所医院总收入（万元）	38 857.3	472 719.4	173 321.9	62 885.9	22 143.6	15 605.8
科教项目收入（万元）	173.3	10 701.3	1 442.3	137.3	15	4.7

数据来源：国家卫生健康委员会编．中国卫生健康统计年鉴［M］．北京：中国协和医科大学出版社．2018：108．笔者根据相关数据整理。

（二）稳健性检验

1. 基于职业选择的分析

我们采用了改变因变量，考察职业发展对职业选择即基于医生重新择业的考察和医生对子女学医态度的影响，进行稳健性检验，结果见表5－6。模型1和模型2中的职业发展的估计系数均在1%的水平上显著为正，表明职业发展对医生的工作激励有显著的促进作用。

2. 基于主成分分析提取职业发展公因子的分析

我们对职业发展三个变量提取主成分（命名为"职业发展因子"），考察职业发展对医生工作激励的影响，进行稳健性检验，结果见表5－6。表中模型3到模型6中职业发展的估计系数均在1%的水平上显著，表明职业发展对医生的工作激励有显著的促进作用。

稳健性检验结果支持了本章的主要结论。

表5－6　稳健性检验

	模型1	模型2	模型3	模型4	模型5	模型6
	重新择业	子女学医	工作满意度	离职倾向1	离职倾向2	工作倦怠
	有序 probit	有序 probit	有序 probit	有序 probit	有序 probit	FGLS
职业发展	0.607 ***	0.616 ***				
	(0.048 8)	(0.049 2)				
职业发展因子			0.437 ***	−0.221 ***	−0.199 ***	−0.249 ***
			(0.029 2)	(0.025 6)	(0.025 4)	(0.018 0)
职称	−0.077 4	−0.023 8	0.010 1	0.096 5 *	0.079 2	0.053 5
	(0.057 4)	(0.057 3)	(0.059 9)	(0.056 8)	(0.056 8)	(0.049 4)
从医年限	0.062 7	0.072 1 *	0.066 2	−0.068 3 *	−0.057 2	−0.124 ***
	(0.040 4)	(0.040 4)	(0.042 4)	(0.040 0)	(0.040 0)	(0.035 1)
性别	−0.092 2	0.042 7	0.013 3	−0.264 ***	−0.072 1	−0.104 *
	(0.075 7)	(0.076 1)	(0.079 0)	(0.075 1)	(0.074 8)	(0.062 0)
教育程度	−0.028 0	−0.079 7	−0.063 3	−0.022 3	0.006 88	0.021 3
	(0.057 4)	(0.057 5)	(0.060 0)	(0.056 8)	(0.056 8)	(0.046 9)
婚姻状态	0.027 3	−0.125	0.088 1	−0.235 **	−0.070 5	0.032 3
	(0.114)	(0.115)	(0.119)	(0.113)	(0.113)	(0.085 6)
/cut1	0.401 *	0.721 ***	−1.951 ***	−1.947 ***	−1.658 ***	
	(0.228)	(0.230)	(0.207)	(0.193)	(0.192)	
/cut2	1.308 ***	1.632 ***	−1.320 ***	−0.777 ***	−0.488 ***	
	(0.231)	(0.234)	(0.199)	(0.186)	(0.185)	
/cut3	2.044 ***	2.439 ***	0.410 **	0.069 8	0.446 **	
	(0.235)	(0.238)	(0.196)	(0.185)	(0.185)	
/cut4	3.514 ***	3.630 ***	2.072 ***	1.068 ***	1.456 ***	
	(0.249)	(0.254)	(0.206)	(0.188)	(0.190)	
Constant						−0.661 ***
						(0.137)
r2_ p（r2)	0.066 0	0.069 6	0.123	0.039 9	0.028 2	0.201
N	849	849	849	849	849	849

注：括号中是估计标准误差，*** $p < 0.01$，** $p < 0.05$，* $p < 0.1$。

三、职业发展对工作激励的影响机制探讨

(一) 影响机制假说的提出

在中国，由于受集体主义文化和儒家关系主义文化的影响，个体对自身在群体中是否"有地位""有威望"非常重视，个体往往在群体的比较中提高工作激励（周黎安，2004；Liao & Wang.，2009）。我们认为，在医生这一群体内部，职业发展与个体对自身相对地位的评价密切相关。我们提出假说：

假说1：职业发展通过"社会地位"影响农村医生的工作激励。

许多研究认为组织认同与工作激励有着密切的联系（Bamber，2002；杨永康，2008）。袁庆宏（2014）认为，对于知识型员工而言，对组织的认同是其职业发展影响离职倾向的中介变量。由此我们提出另一假说：

假说2：职业发展通过"组织认同感"影响农村医生的工作激励。

(二) 模型的选取

本节影响机制选取模型仍采用第二章中提出的递归模型，结合本节前述基准模型，

$$W_i = \theta_0 + \theta_1 Z_i + \theta_2 X_i + \zeta_i \qquad (5-3)$$

$$Y_i^* = \lambda_0 + \lambda_1 Z_i + \lambda_2 W_i + \lambda_4 X_i + \upsilon_i \qquad (5-4)$$

其中，W 表示社会地位或者组织认同感，其他变量的含义与前述表示一致。

为识别上述影响机制是否存在，这里采用学术界常用的海耶斯（2009）的提出的中介效应的检验方法。首先，方程（5-1）或（5-2）的估计系数 β_1 显著且为正值，表明职业发展对医生工作激励有促进作用；其次，估计方程（5-3），职业发展对中介变量社会地位或者组织认同感有正向影响，预期系数 θ_1 估计结果显著为正；最后，如果职业发展通过社会地位或组织认同感影响医生的工作激励这一机制存在，则方程（5-4）估计系数 λ_1 显著为正，并且要小于 β_1。利用 Sobel 系数检验方法验证影响机制（中介效应）是否存在。

(三) 影响机制的实证分析

1. "社会地位"影响机制的实证分析

实证结果发现，社会地位是职业发展影响工作激励的重要渠道（见

表5-7和表5-4中职业发展的估计系数的对比），Sobel 检验也支持这一结论（见表5-8）。对农村医生而言，职业发展不仅与收入相关，而且与社会地位密切相连。在调研过程中，我们发现许多农村医生与城市医院的同行相比，在职称、职务上升中遇到了瓶颈，直接导致农村医生感觉自身在医生这一群体中社会地位相对不高。农村基层医院的医生业务培训机会相对较少，自身业务能力的提高受到限制，影响了个人的职业发展，不利于农村医生提高社会地位。由于职业发展受限，农村医生社会地位受到了影响，最终导致农村医生工作激励下降。

表5-7 "社会地位"影响机制的估计结果

	模型 1	模型 2	模型 3	模型 4	模型 5
	社会地位	工作满意度	离职倾向 1	离职倾向 2	工作倦怠
	有序 probit	有序 probit	有序 probit	有序 probit	FGLS
职业发展	0.721 ***	0.632 ***	-0.359 ***	-0.250 ***	-0.407 ***
	(0.051 1)	(0.057 6)	(0.052 4)	(0.051 9)	(0.037 3)
社会地位		0.387 ***	-0.087 7 *	-0.234 ***	-0.070 7 **
		(0.051 2)	(0.047 6)	(0.047 8)	(0.032 4)
职称	0.006 49	0.007 31	0.098 4 *	0.082 3	0.041 1
	(0.058 9)	(0.060 4)	(0.056 8)	(0.056 8)	(0.047 8)
从医年限	0.090 2 **	0.042 5	-0.062 7	-0.042 4	-0.097 2 ***
	(0.041 7)	(0.042 8)	(0.040 1)	(0.040 2)	(0.035 0)
性别	-0.039 5	0.019 4	-0.265 ***	-0.076 3	-0.092 7
	(0.077 6)	(0.079 7)	(0.075 2)	(0.074 9)	(0.060 6)
教育程度	0.039 7	-0.078 8	-0.019 9	0.014 3	0.059 3
	(0.059 0)	(0.060 5)	(0.056 8)	(0.056 9)	(0.046 7)
婚姻状态	-0.144	0.127	-0.243 **	-0.092 0	-0.016 2
	(0.117)	(0.120)	(0.113)	(0.113)	(0.084 1)
/cut1	0.278	0.784 ***	-3.174 ***	-3.037 ***	
	(0.234)	(0.254)	(0.250)	(0.250)	
/cut2	1.214 ***	1.443 ***	-2.002 ***	-1.845 ***	
	(0.235)	(0.253)	(0.242)	(0.240)	

续表

	模型 1	模型 2	模型 3	模型 4	模型 5
	社会地位	工作满意度	离职倾向 1	离职倾向 2	工作倦怠
	有序 probit	有序 probit	有序 probit	有序 probit	FGLS
/cut3	2.817 ***	3.254 ***	− 1.151 ***	− 0.898 ***	
	(0.246)	(0.268)	(0.238)	(0.237)	
/cut4	4.233 ***	4.966 ***	− 0.152	0.126	
	(0.263)	(0.290)	(0.236)	(0.237)	
Constant					0.571 ***
					(0.169)
r2_ p（r2）	0.100	0.151	0.041 3	0.038 2	0.206
N	849	849	849	849	849

注：括号中是估计标准误差，*** $p < 0.01$，** $p < 0.05$，* $p < 0.1$。

表 5 - 8　"社会地位"影响机制的检验

	Observed	Bootstrap	z	P > z	Normal	based
	Coef.	Std. Err.			［95% Conf.	Interval］
工作满意度						
_ bs_ 1a	0.125 160 7	0.023 600 6	5.30	0.000	0.078 904 4	0.171 417 1
_ bs_ 2b	0.393 629 1	0.040 755 2	9.66	0.000	0.313 750 4	0.473 507 8
离职倾向 1						
_ bs_ 1a	− 0.046 597 6	0.026 950 3	− 1.73	0.084	− 0.099 419 2	0.006 224 1
_ bs_ 2b	− 0.339 790 4	0.054 983 6	− 6.18	0.000	− 0.447 556 3	− 0.232 024 5
离职倾向 2						
_ bs_ 1a	− 0.109 464 6	0.025 949 2	− 4.22	0.000	− 0.160 324 2	− 0.058 605 1
_ bs_ 2b	− 0.227 728 4	0.056 102 9	− 4.06	0.000	− 0.337 688	− 0.117 768 8
职业倦怠						
_ bs_ 1a	− 0.058 607 8	0.012 753 7	− 4.60	0.000	− 0.083 604 6	− 0.033 611
_ bs_ 2b	− 0.230 347 8	0.023 716 3	− 9.71	0.000	− 0.276 830 9	− 0.183 864 8

注：_ bs_ 1 是指间接效应的存在性，_ bs_ 2 是指直接效应的存在性。

2. "组织认同感"影响机制的实证分析

实证检验结果证明，医生对医院的认同感是职业发展影响工作激励的又一渠道（见表5-4和表5-9职业发现的估计系数的对比），Sobel 检验也支持这一结论（见表5-10）。由于农村公立医院为医生提供的平台有限，导致其职称、职务晋升以及业务机会等方面受到不利影响，医生对农村公立医院的认同感与归属感不高，最终影响了其工作积极性与医生队伍的稳定性。

表5-9   "组织认同感"的影响机制的估计结果

	模型1	模型2	模型3	模型4	模型5
	组织认同感	工作满意度	离职倾向1	离职倾向2	工作倦怠
	有序 probit	有序 probit	有序 probit	有序 probit	FGLS
职业发展	0.744 ***	0.483 ***	-0.273 ***	-0.190 ***	-0.349 ***
	(0.052 1)	(0.059 0)	(0.052 3)	(0.052 0)	(0.036 9)
组织认同感		0.955 ***	-0.277 ***	-0.373 ***	-0.181 ***
		(0.059 2)	(0.049 7)	(0.050 2)	(0.035 2)
职称	0.000 420	0.019 6	0.098 9 *	0.081 5	0.054 2
	(0.059 4)	(0.062 4)	(0.056 9)	(0.057 0)	(0.045 2)
从医年限	0.055 8	0.036 2	-0.056 8	-0.042 3	-0.125 ***
	(0.042 0)	(0.044 3)	(0.040 2)	(0.040 2)	(0.032 1)
性别	0.015 5	0.001 23	-0.262 ***	-0.064 4	-0.133 **
	(0.078 4)	(0.082 6)	(0.075 3)	(0.075 1)	(0.059 2)
教育程度	-0.034 7	-0.068 3	-0.025 5	0.004 05	0.028 5
	(0.059 5)	(0.062 5)	(0.056 9)	(0.057 0)	(0.044 6)
婚姻状态	0.111	0.019 4	-0.214 *	-0.034 7	-0.016 9
	(0.118)	(0.125)	(0.114)	(0.113)	(0.082 8)
/cut1	0.116	1.919 ***	-3.587 ***	-3.402 ***	
	(0.236)	(0.275)	(0.259)	(0.259)	
/cut2	0.810 ***	2.712 ***	-2.391 ***	-2.175 ***	
	(0.235)	(0.275)	(0.250)	(0.247)	
/cut3	2.438 ***	4.813 ***	-1.531 ***	-1.206 ***	
	(0.245)	(0.302)	(0.245)	(0.243)	

续表

	模型1	模型2	模型3	模型4	模型5
	组织认同感	工作满意度	离职倾向1	离职倾向2	工作倦怠
	有序 probit	有序 probit	有序 probit	有序 probit	FGLS
/cut4	4.099***	6.785***	−0.512**	−0.174	
	(0.263)	(0.332)	(0.242)	(0.242)	
Constant					0.933***
					(0.173)
r2_p (r2)	0.109	0.261	0.052 5	0.051 3	0.243
N	849	849	849	849	849

注：括号中是估计标准误差，***p<0.01，**p<0.05，*p<0.1。

表5－10 "组织认同感"的影响机制的检验

	Observed	Bootstrap	z	P>z	Normal	based
	Coef.	Std. Err.			[95% Conf.	Interval]
工作满意度						
_bs_1a	0.266 397 6	0.027 834	9.57	0.000	0.211 844	0.320 951 2
_bs_2b	0.252 392 3	0.035 959 2	7.02	0.000	0.181 913 5	0.322 871
离职倾向1						
_bs_1a	−0.127 788 9	0.028 414 8	−4.50	0.000	−0.183 480 8	−0.072 097
_bs_2b	−0.258 599 1	0.055 695 1	−4.64	0.000	−0.367 759 6	−0.149 438 6
离职倾向2						
_bs_1a	−0.168 719 1	0.028 496 1	−5.92	0.000	−0.224 570 3	−0.112 867 8
_bs_2b	−0.168 473 9	0.054 701 9	−3.08	0.002	−0.275 687 7	−0.061 260 1
职业倦怠						
_bs_1a	−0.094 134	0.012 655 3	−7.44	0.000	−0.118 937 9	−0.069 330 2
_bs_2b	−0.194 821 6	0.024 093 4	−8.09	0.000	−0.242 043 9	−0.147 599 4

注：_bs_1是指间接效应的存在性，_bs_2是指直接效应的存在性。

四、子样本的进一步讨论

（一）分县、乡医院医生子样本的讨论

表5－11是考察职业发展对农村医生工作激励影响的分县、乡子样本

实证检验结果。模型1到模型8职业发展的估计系数均在1%水平上显著拒绝原假设，表明职业发展对乡镇卫生院医生与县级医院医生的工作激励均有显著的影响。模型3和模型4，模型5和模型6，以及模型7和模型8职业发展的估计系数的比较表明，职业发展对于乡镇卫生院医生的离职倾向与职业倦怠影响力度明显大于对县级医院医生的影响。我们在调研中也发现，许多医生都反映乡镇卫生院当前地位尴尬，在职称、进修等方面都处于弱势地位，为医生提供的发展空间非常有限。由于医生的职业发展在乡镇卫生院遇到了较大的瓶颈，导致当前乡镇卫生院卫生人才"留不住、引不进"。在当前就业形势紧张的情况下，甚至有的乡镇卫生院全院一个大学本科生都没有。由于职业发展缓慢，现有的乡镇卫生院医生也容易产生职业倦怠，乡镇卫生院的医疗服务质量受到挑战。

表 5 – 11　职业发展对县、乡医生工作激励影响的估计结果

	模型 1	模型 2	模型 3	模型 4	模型 5	模型 6	模型 7	模型 8
	县级医院	乡镇卫生院	县级医院	乡镇卫生院	县级医院	乡镇卫生院	县级医院	乡镇卫生院
	工作满意度	工作满意度	离职倾向 1	离职倾向 1	离职倾向 2	离职倾向 2	职业倦怠	职业倦怠
	有序 probit	有序 probit	有序 probit	有序 probit	有序 probit	有序 probit	FGLS	FGLS
职业发展	0.824 ***	0.788 ***	− 0.220 ***	− 0.509 ***	− 0.203 ***	− 0.474 ***	− 0.274 ***	− 0.529 ***
	(0.089 8)	(0.067 0)	(0.075 9)	(0.060 5)	(0.075 4)	(0.060 0)	(0.055 7)	(0.042 3)
职称	− 0.189	0.065 2	− 0.032 8	0.192 ***	0.035 8	0.089 7	0.034 7	0.136 **
	(0.120)	(0.075 9)	(0.112)	(0.072 6)	(0.112)	(0.072 2)	(0.090 1)	(0.064 4)
从医年限	0.112	0.073 5	0.170 *	− 0.205 ***	0.050 5	− 0.093 5 *	− 0.169 **	− 0.113 ***
	(0.092 9)	(0.050 8)	(0.087 1)	(0.048 7)	(0.087 1)	(0.048 3)	(0.067 9)	(0.042 8)
性别	− 0.018 6	0.040 8	− 0.027 4	− 0.437 ***	0.109	− 0.165 *	0.012 6	− 0.051 0
	(0.134)	(0.098 9)	(0.125)	(0.095 5)	(0.125)	(0.094 4)	(0.105)	(0.077 6)
教育程度	0.197 *	− 0.192 ***	0.099 8	− 0.004 20	− 0.096 9	0.069 7	0.041 1	0.082 3
	(0.117)	(0.073 5)	(0.109)	(0.069 8)	(0.109)	(0.069 8)	(0.089 4)	(0.056 8)
婚姻状态	0.084 5	0.146	− 0.482 ***	− 0.018 7	− 0.098 5	− 0.029 1	0.429 ***	− 0.122
	(0.181)	(0.161)	(0.170)	(0.154)	(0.169)	(0.153)	(0.135)	(0.107)

续表

	模型 1	模型 2	模型 3	模型 4	模型 5	模型 6	模型 7	模型 8
	县级医院	乡镇卫生院	县级医院	乡镇卫生院	县级医院	乡镇卫生院	县级医院	乡镇卫生院
	工作满意度	工作满意度	离职倾向 1	离职倾向 1	离职倾向 2	离职倾向 2	职业倦怠	职业倦怠
	有序 probit	有序 probit	有序 probit	有序 probit	有序 probit	有序 probit	FGLS	FGLS
/cut1	0.425	0.154	− 1.886 ***	− 3.530 ***	− 2.181 ***	− 2.987 ***		
	(0.464)	(0.289)	(0.435)	(0.298)	(0.438)	(0.292)		
/cut2	1.114 **	0.771 ***	− 0.776 *	− 2.281 ***	− 1.202 ***	− 1.691 ***		
	(0.458)	(0.287)	(0.428)	(0.285)	(0.429)	(0.278)		
/cut3	2.974 ***	2.460 ***	0.0697	− 1.403 ***	− 0.179	− 0.788 ***		
	(0.477)	(0.301)	(0.426)	(0.279)	(0.424)	(0.275)		
/cut4	4.600 ***	4.158 ***	0.913 **	− 0.276	0.774 *	0.275		
	(0.512)	(0.324)	(0.428)	(0.275)	(0.428)	(0.275)		
Constant							− 0.314	0.578 ***
							(0.359)	(0.192)
r2_ p（r2)	0.136	0.124	0.022 9	0.071 9	0.011 2	0.048 6	0.131	0.262
N	293	556	293	556	293	556	293	556

注：括号中是估计标准误差，*** p < 0.01，** p < 0.05，* p < 0.1。

（二）不同年龄段医生子样本的讨论

表 5 - 12 是考察职业发展对农村医生工作激励影响的分年龄段医生的子样本估计结果，模型 1 到模型 8 职业发展的估计系数均在 1% 水平上显著拒绝原假设，表明职业发展对年轻医生和中老年医生的工作激励均有显著影响。进一步的实证结果还表明，职业发展对年轻医生的工作满意度与职业倦怠的影响大于中老年医生。年轻医生大多处于事业上升的黄金时期，预期职业生涯较长，对于个人职业发展的要求更高。特别是在县级医院中，许多年轻医生都是五年制大学本科毕业，受过较为系统的职业训练。但由于基层医院提供的平台有限，许多年轻医生的职业发展受限，降低了年轻医生的满意度，使他们产生了较强的职业倦怠。

表 5 – 12 职业发展对不同年龄段医生工作激励影响的估计结果

	模型 1	模型 2	模型 3	模型 4	模型 5	模型 6	模型 7	模型 8
	小于 35 岁	35 岁以上	小于 35 岁	35 岁以上	小于 35 岁	35 岁以上	小于 35 岁	35 岁以上
	工作满意度	工作满意度	离职倾向 1	离职倾向 1	离职倾向 2	离职倾向 2	职业倦怠	职业倦怠
	有序 probit	有序 probit	有序 probit	有序 probit	有序 probit	有序 probit	FGLS	FGLS
职业发展	0.875 ***	0.705 ***	– 0.425 ***	– 0.369 ***	– 0.335 ***	– 0.395 ***	– 0.487 ***	– 0.351 ***
	(0.075 9)	(0.076 0)	(0.064 8)	(0.067 9)	(0.064 0)	(0.067 8)	(0.046 5)	(0.047 1)
职称	– 0.048 8	0.075 0	0.131	0.069 7	0.185 **	0.015 0	0.048 5	0.036 8
	(0.094 2)	(0.080 1)	(0.088 8)	(0.075 7)	(0.089 3)	(0.075 5)	(0.082 1)	(0.060 3)
从医年限	0.020 3	0.112 *	0.070 5	– 0.076 0	0.121	– 0.055 5	0.051 7	– 0.096 6 **
	(0.095 1)	(0.066 6)	(0.089 7)	(0.062 7)	(0.090 3)	(0.062 7)	(0.088 0)	(0.047 5)
性别	– 0.129	0.131	– 0.160	– 0.384 ***	0.088 6	– 0.233 **	– 0.168 *	– 0.017 0
	(0.119)	(0.108)	(0.113)	(0.103)	(0.112)	(0.102)	(0.096 3)	(0.077 8)
教育程度	0.006 92	– 0.152 *	– 0.094 5	0.043 9	– 0.044 8	0.045 7	– 0.031 2	0.103 *
	(0.085 5)	(0.085 8)	(0.080 5)	(0.081 0)	(0.080 6)	(0.080 9)	(0.069 9)	(0.061 6)
婚姻状态	0.156	0.097 7	– 0.266 **	– 0.367	– 0.154	0.077 8	– 0.019 9	0.266
	(0.137)	(0.376)	(0.129)	(0.360)	(0.129)	(0.355)	(0.113)	(0.297)
/cut1	0.273	0.211	– 2.869 ***	– 3.171 ***	– 2.171 ***	– 2.745 ***		
	(0.339)	(0.506)	(0.333)	(0.494)	(0.329)	(0.487)		
/cut2	0.926 ***	0.821	– 1.841 ***	– 1.851 ***	– 1.130 ***	– 1.445 ***		
	(0.334)	(0.506)	(0.325)	(0.485)	(0.318)	(0.478)		
/cut3	2.801 ***	2.438 ***	– 0.962 ***	– 1.020 **	– 0.056 9	– 0.621		
	(0.352)	(0.515)	(0.318)	(0.482)	(0.316)	(0.476)		
/cut4	4.225 ***	4.373 ***	0.003 08	0.023 5	0.952 ***	0.407		
	(0.378)	(0.538)	(0.315)	(0.480)	(0.320)	(0.476)		
Constant							0.641 **	– 0.258
							(0.250)	(0.387)
r2_ p (r2)	0.148	0.105	0.042 1	0.043 6	0.030 7	0.035 4	0.223	0.145
N	409	440	409	440	409	440	409	440

注：括号中是估计标准误差，*** p < 0.01，** p < 0.05，* p < 0.1。

第二节 工作自主权与工作激励研究

农村医生作为知识型员工，对于工作自主权的要求更高，工作自主权预期将对其工作激励产生较大影响。本节将重点考察工作自主权对农村医生工作激励的影响及其影响机制，最后分子样本进行更为深入的讨论。

一、变量选取、统计描述与模型选择

（一）变量选取

1. 工作激励

参照第二章，从工作满意度、离职倾向与职业倦怠三个维度进行考察。

2. 工作自主权

工作自主权是指组织给予员工自主安排工作、决定工作方式、独立性和裁量权的程度（才国伟，2013），它是工作的核心特征之一（Hackman & Oldham，1976）。许多研究都证实了工作自主权与工作满意度存在显著正相关（Parasuraman，Alutto，1984；张伶、张正堂，2009），随着个人对于自己工作控制程度的上升，个人对于自身的工作满意度也将不断提高。我们认为，农村医生作为知识型员工，对于工作自主权的要求更高，工作的自主权预期将会对工作激励产生较大影响。我们通过"我在临床诊断中自主权"（变量命名"诊疗决策自主权"）、"卫生行政管理部门对医生监管太多"（变量命名"卫生行政监管"）来考察农村医生的工作自主权，这两个问题均要求受访者在"非常不同意"、"不同意"、"一般"、"同意"和"非常同意"中选出最符合自身情况的一项。

工作自主权这一变量的构建如下：将上述回答采用里克特5点法计分，"非常不同意"赋值为1，"不同意"赋值为2，"一般"赋值为3，"同意"赋值为4，"非常同意"赋值为5。将受访者对两个变量进行赋值后前者减去后者并除以题目数2，得到工作自主权的统计值。①

（二）相关变量的统计描述

在调研样本中，不到40%的医生认可自己在临床诊疗决策中具有自主权，而从职称来看，职称越高的医生对自己在诊疗决策中自主权的认可度的

---

① 在稳健性检验中，这两个变量同时进入估计方程中考察。

比例越高。副高及以上医生对认可自己在临床诊疗决策中有自主权的比例为58.1%，远高于初级职称的40.8%（见表5-13）。从年龄来看，年龄大的医生认为自己有自主权的比例越大，35岁以上的医生有49.3%认可自己有决策权，而35岁以下的仅为29.1%（见表5-14）。我们还发现，63%的医生认为上级部门对于医疗活动的干预过多，不同职称医生对此的判断有所差别（见表5-15），另外，69.6%的35岁以上的医生认为上级部门对于医疗活动的干预过多，而56%的35岁以下医生具有相同观点（见表5-16）。

表 5-13   不同职称医生诊疗决策自主权满意度分布

		不同职称医生				
		无职称	初级职称	中级职称	副高及以上	总体样本
非常不同意、不同意	频数	62	73	24	6	165
	频率（%）	34.44	17.51	11.48	13.95	19.43
一般	频数	86	174	76	12	348
	频率（%）	47.78	41.73	36.36	27.91	40.99
同意、非常同意	频数	32	170	109	25	336
	频率（%）	17.78	40.77	52.15	58.14	39.58
总体样本	频数	180	417	209	43	849
	频率（%）	100	100	100	100	100

表 5-14   不同医疗机构、年龄医生诊疗决策自主权分布

		不同医疗机构、不同年龄医生				
		县级	乡镇	35岁以下	35岁以上	总体
非常不同意、不同意	频数	52	113	105	60	165
	频率（%）	17.75	20.32	25.67	13.64	19.43
一般	频数	130	218	185	163	348
	频率（%）	44.37	39.21	45.23	37.05	40.99
同意、非常同意	频数	111	225	119	217	336
	频率（%）	37.88	40.47	29.10	49.32	39.58
总体	频数	293	556	409	440	849
	频率（%）	100	100	100	100	100

表 5 – 15　不同职称医生对卫生行政监管满意度分布

		不同职称医生				
		无职称	初级职称	中级职称	副高及以上	总体
非常不同意、不同意	频数	24	17	7	3	51
	频率（%）	13.33	4.08	3.35	6.98	6.01
一般	频数	72	128	47	16	263
	频率（%）	40	30.7	22.49	37.21	30.98
同意、非常同意	频数	84	272	155	24	535
	频率（%）	46.67	65.23	74.16	55.81	63.02
总体	频数	180	417	209	43	849
	频率（%）	100	100	100	100	100

表 5 – 16　不同医疗机构、年龄医生对卫生行政监管满意度分布

		不同医疗机构、不同年龄医生				
		县级	乡镇	35 岁以下	35 岁以上	总体
非常不同意、不同意	频数	20	31	33	18	51
	频率（%）	6.83	5.58	8.07	4.09	6.01
一般	频数	91	172	147	116	263
	频率（%）	31.06	30.94	35.94	26.36	30.98
同意、非常同意	频数	182	353	229	306	535
	频率（%）	62.12	63.49	55.99	69.55	63.02
总体样本	频数	293	556	409	440	849
	频率（%）	100	100	100	100	100

（三）模型选择

与第二章类似[①]，由于考察的因变量工作满意度和离职倾向均为有序分类变量，使用有序 probit 模型

$$Y_i^* = \beta_0 + \beta_1 Z_i + \beta_2 X_i + \varepsilon_i \tag{5-5}$$

与上一章类似，当利用职业倦怠衡量医生工作激励水平时，Y_i 为可观

---

① 具体参见本书第二章模型选取相关部分阐述。

测的变量，被视为连续变量，采用可行的广义最小二乘估计（FGLS）进行回归。

$$Y_i = \beta_0 + \beta_1 Z_i + \beta_2 X_i + \varepsilon_i \tag{5-6}$$

Z_i 是影响医生工作激励的工作自主权，是本节感兴趣的自变量。其余变量的含义与第二章相同，这里不再赘述。

二、工作自主权对工作激励影响的实证结果分析

（一）基准回归

表 5-17 是工作自主权对工作激励影响的估计结果。表中模型 1 工作自主权的估计系数在 1% 的水平上显著为正，表明在控制住个体基本特征基础上，工作自主权更高的医生的工作满意度更高。模型 2 和模型 3 工作自主权的估计系数在 1% 的水平上显著为负，表明工作自主权更高的医生离职倾向更低。模型 4 工作时间的估计系数为正，且在 1% 的显著性水平上通过检验，说明工作自主权更高的医生的职业倦怠程度更低。

表 5-17　工作自主权对医生工作激励影响的估计结果

	模型 1	模型 2	模型 3	模型 4
	工作满意度	离职倾向 1	离职倾向 2	工作倦怠
	有序 probit	有序 probit	有序 probit	FGLS
工作自主权	0.335 ***	-0.276 ***	-0.367 ***	-0.460 ***
	(0.066 1)	(0.064 2)	(0.064 3)	(0.048 9)
职称	0.027 9	0.087 0	0.078 0	0.090 1 *
	(0.058 5)	(0.056 7)	(0.056 7)	(0.051 5)
从医年限	0.021 3	-0.043 2	-0.032 0	-0.081 9 **
	(0.041 3)	(0.039 9)	(0.039 9)	(0.035 9)
性别	0.096 8	-0.300 ***	-0.114	-0.086 7
	(0.076 9)	(0.074 8)	(0.074 5)	(0.064 0)
教育程度	-0.092 8	-0.003 10	0.018 6	0.072 8
	(0.058 5)	(0.056 6)	(0.056 6)	(0.047 6)
婚姻状态	0.086 6	-0.232 **	-0.081 2	-0.009 28
	(0.116)	(0.113)	(0.113)	(0.087 8)

续表

	模型 1	模型 2	模型 3	模型 4
	工作满意度	离职倾向 1	离职倾向 2	工作倦怠
	有序 probit	有序 probit	有序 probit	FGLS
/cut1	-1.853 ***	-1.748 ***	-1.466 ***	
	(0.200)	(0.192)	(0.191)	
/cut2	-1.315 ***	-0.614 ***	-0.325 *	
	(0.194)	(0.186)	(0.185)	
/cut3	0.178	0.208	0.599 ***	
	(0.191)	(0.185)	(0.186)	
/cut4	1.601 ***	1.162 ***	1.589 ***	
	(0.197)	(0.189)	(0.192)	
Constant				-1.044 ***
				(0.143)
r2_ p（r2）	0.017 2	0.017 2	0.016 2	0.115
N	849	849	849	849

注：括号中是估计标准误差，*** $p < 0.01$，** $p < 0.05$，* $p < 0.1$。

（二）稳健性检验

1. 基于职业选择的分析

我们将医生"如果重新选择是否继续选择从医"以及"支持子女学医"分别作为因变量，进行稳健性检验（见表 5 - 18）。表 5 - 18 中模型 1 和模型 2 的工作自主权的估计系数均在 1% 的水平上显著大于 0，支持本节结论。

2. 基于两个维度的工作自主权的分析

我们将工作自主权的两个维度"诊疗自主权"以及"卫生监管"分别作为因变量，同时纳入估计分析中，进行稳健性检验（见表 5 - 18）。表 5 - 18 中除了模型 4 临床诊疗自主权的估计系数不显著外，模型 3 和模型 6 两个维度的估计系数均在 1% 的水平上显著大于 0，从而支持工作自主权对工作激励产生的影响。

表 5 - 18　稳健性检验

	模型 1	模型 2	模型 3	模型 4	模型 5	模型 6
	重新择业	子女择业	工作满意度	离职倾向 1	离职倾向 2	工作倦怠
	有序 probit	有序 probit	有序 probit	有序 probit	有序 probit	FGLS
诊疗自主权			0.226 ***	- 0.004 99	- 0.133 ***	- 0.277 ***
			(0.046 0)	(0.044 5)	(0.044 5)	(0.034 7)
卫生行政监管			- 0.111 **	0.270 ***	0.234 ***	0.191 ***
			(0.045 2)	(0.044 4)	(0.044 2)	(0.036 7)
工作自主权	0.309 ***	0.271 ***				
	(0.064 4)	(0.064 8)				
职称	- 0.055 1	- 0.007 45	0.013 1	0.053 6	0.065 2	0.061 5
	(0.056 8)	(0.056 9)	(0.059 1)	(0.057 3)	(0.057 3)	(0.056 2)
从医年限	0.027 6	0.037 7	0.011 8	- 0.065 1	- 0.040 3	- 0.021 8
	(0.040 0)	(0.040 1)	(0.041 6)	(0.040 3)	(0.040 3)	(0.040 0)
性别	- 0.012 4	0.112	0.115	- 0.263 ***	- 0.098 1	- 0.026 6
	(0.074 7)	(0.075 1)	(0.077 6)	(0.075 4)	(0.075 1)	(0.069 2)
教育程度	- 0.060 1	- 0.108 *	- 0.098 9 *	- 0.016 7	0.013 4	0.139 ***
	(0.056 8)	(0.056 8)	(0.058 6)	(0.056 7)	(0.056 7)	(0.052 5)
婚姻状态	0.028 8	- 0.113	0.063 2	- 0.289 **	- 0.102	- 0.032 1
	(0.113)	(0.113)	(0.117)	(0.114)	(0.113)	(0.094 5)
/cut1	- 1.305 ***	- 1.020 ***	- 1.539 ***	- 1.038 ***	- 1.187 ***	
	(0.189)	(0.188)	(0.263)	(0.254)	(0.255)	
/cut2	- 0.485 ***	- 0.197	- 0.998 ***	0.112	- 0.045 8	
	(0.187)	(0.186)	(0.260)	(0.252)	(0.251)	
/cut3	0.193	0.541 ***	0.499 *	0.945 ***	0.881 ***	
	(0.187)	(0.186)	(0.259)	(0.252)	(0.252)	
/cut4	1.555 ***	1.641 ***	1.924 ***	1.909 ***	1.873 ***	
	(0.194)	(0.199)	(0.264)	(0.257)	(0.257)	
Constant						- 1.005 ***
						(0.190)
r2_ p（r2）	0.011 3	0.011 5	0.018 8	0.024 6	0.017 3	0.118
N	849	849	849	849	849	849

注：括号中是估计标准误差，*** $p < 0.01$，** $p < 0.05$，* $p < 0.1$。

实证结果表明，农村公立医院医生的工作自主权与工作激励密切相关。我们认为，一方面，农村医生作为知识型员工，在行医过程中要求更为宽松的气氛；更高的自主权也意味着组织对医生的信任，这些都有助于医生提高工作积极性。另一方面，医疗活动中会出现许多不确定的情况，需要医生相机处理，如果限制太多、太死，会不利于医生的诊疗活动，会挫伤医生工作的积极性。我们在调研过程中发现，当前农村公立医院医生在医疗服务中有较多的限制。例如，乡镇卫生院医生开药只能在国家基本药物目录中选取，虽然政府的初衷是适应基本医疗卫生的需求，但在访谈中，我们发现许多医生在具体行医过程中经常因为基本药物目录所限，限制了其诊疗范围，影响了其工作积极性。调研中我们还发现，许多医生普遍反映上级管理部门提出一些要求，给医疗活动造成了许多限制。例如，上级部门规定了医院要控制"药占比"、病人住院天数、控制次均费用等，医院把这些指标的完成压到了医生的身上，医生在诊疗活动不能依据病情做出自主的判断，最终降低了其工作积极性。

三、工作自主权对工作激励影响机制的探讨

（一）影响机制假说的提出

科特克—里维拉（Koltko – Rivera，2006）指出，马斯洛认为自我实现是人的最高追求，自我实现也是一种成就感，直接影响工作态度与质量。低成就感的员工往往表现出自我评价较低与职业倦怠（任春荣，2014）。现有研究表明，影响成就感的因素有很多，其中给予员工独立空间，让员工分享决策是其重要影响因素（Kramer，1987；李书文，2004）。成就感更多是内心的一种体验，这里使用"我经常感觉到工作有成就感"对农村医生工作成就感进行考察。基于此，我们提出如下假说：

假说1：工作自主权通过"工作成就感"这一渠道来影响工作激励。

才国伟（2013）认为，更高的员工自主权意味着组织对于员工的信任，而这种信任是个体成功与组织成功的前提。只有在充满信任的组织中工作，医生才能提高对组织的归属感与认同感。从而提出假说2：

假说2：医生的工作自主权将通过影响"组织认同感"作用于工作激励。

（二）模型选取与变量描述

1. 模型选取

与前述章节类似，我们仍采用递归模型估计工作自主权对医生工作激励的影响机制。结合本节基准方程，构建递归方程

$$W_i = \theta_0 + \theta_1 Z_i + \theta_2 X_i + \zeta_i \qquad (5-7)$$

$$Y_i^* = \lambda_0 + \lambda_1 Z_i + \lambda_2 W_i + \lambda_4 X_i + \upsilon_i \qquad (5-8)$$

其中，W 表示工作成就感或组织认同感，其他变量含义与前述表示一致。

为识别上述影响机制是否存在，仍用海耶斯（Hayes，2009）中介效应的检验方法（具体参见第二章表述）。首先，若方程（5-5）或（5-6）估计系数 β_1 显著且为正值，则表明工作自主权对医生工作激励有促进作用；其次，若工作自主权增加可以提高医生的工作成就感或组织认同感，预期方程（5-7）估计系数 θ_1 估计结果显著为正；最后，如果工作自主权通过工作成就感或组织认同感影响医生的工作激励这一机制存在，则方程（5-8）估计系数 λ_1 显著为正，并且要小于 β_1。用 Sobel 系数检验方法验证影响机制（中介效应）是否显著。

2. 变量描述[①]

用"我经常感到工作有成就感"来作为医生工作成就感的代理变量，该问题要求受访者在"完全不同意""不同意""一般""同意""完全同意"中选出最符合自己情况的一项。

表 5-19 是工作成就感中介变量的描述性统计。从该表中可以看出，同意或非常同意"工作经常带来成就感"的医生比重为 51.1%。

表 5-19 "工作成就感"分布

	工作成就感	
	频数	频率（%）
非常不同意、不同意	68	8.01
一般	347	40.87
同意、非常同意	434	51.12
总体	849	100

[①] 另一中介变量"组织认同感"分布参见本书第四章第二节的相关部分，这里不再赘述。

（三）影响机制的实证分析

1. "工作成就感"影响机制的实证分析

表 5-20 是影响机制 1 的估计结果。表中模型 1 工作自主权的估计系数在 1% 的水平上显著为正，表明随着工作自主权的改善，医生自评的工作成就感会增加。模型 2 到模型 5 工作自主权的估计系数分别小于表 5-17 模型 1 到模型 4 的工作自主权的估计系数，表明工作自主权通过工作成就感影响医生工作激励。Sobel 检验证实了工作自主权通过工作成就感影响医生的工作激励这一机制（见表 5-21）。

表 5-20　"工作成就感"影响机制的估计结果

	模型 1	模型 2	模型 3	模型 4	模型 5
	工作成就感	工作满意度	离职倾向 1	离职倾向 2	职业倦怠
	有序 probit	有序 probit	有序 probit	有序 probit	FGLS
工作自主权	0.317 ***	0.209 ***	-0.203 ***	-0.290 ***	-0.156 ***
	(0.066 0)	(0.068 4)	(0.065 2)	(0.065 3)	(0.037 8)
工作成就感		0.764 ***	-0.355 ***	-0.389 ***	-0.339 ***
		(0.053 3)	(0.047 5)	(0.047 6)	(0.025 7)
职称	0.019 5	0.023 7	0.094 7 *	0.087 5	-0.100 ***
	(0.058 6)	(0.059 8)	(0.056 8)	(0.057 0)	(0.036 4)
从医年限	0.100 **	-0.035 5	-0.017 2	-0.003 61	0.058 2 **
	(0.041 4)	(0.042 5)	(0.040 2)	(0.040 2)	(0.029 3)
性别	0.095 6	0.049 9	-0.281 ***	-0.084 8	0.093 0 *
	(0.077 0)	(0.078 9)	(0.075 1)	(0.074 9)	(0.051 3)
教育程度	0.049 5	-0.136 **	0.010 1	0.033 0	0.078 3 **
	(0.058 4)	(0.060 1)	(0.056 8)	(0.056 9)	(0.038 2)
婚姻状态	-0.031 5	0.132	-0.248 **	-0.092 5	-0.180 **
	(0.116)	(0.119)	(0.113)	(0.113)	(0.075 2)
/cut1	-1.783 ***	0.294	-2.955 ***	-2.790 ***	
	(0.209)	(0.254)	(0.252)	(0.252)	
/cut2	-1.097 ***	0.937 ***	-1.774 ***	-1.582 ***	
	(0.194)	(0.252)	(0.243)	(0.242)	

续表

	模型 1	模型 2	模型 3	模型 4	模型 5
	工作成就感	工作满意度	离职倾向 1	离职倾向 2	职业倦怠
	有序 probit	有序 probit	有序 probit	有序 probit	FGLS
/cut3	0.327 *	2.686 ***	− 0.924 ***	− 0.620 ***	
	(0.191)	(0.265)	(0.239)	(0.239)	
/cut4	1.812 ***	4.311 ***	0.0611	0.402 *	
	(0.198)	(0.280)	(0.240)	(0.241)	
Constant					0.313 **
					(0.145)
r2_ p（r2）	0.018	0.125	0.039 9	0.043 9	0.233
N	849	849	849	849	849

注：括号中是估计标准误差，*** $p < 0.01$，** $p < 0.05$，* $p < 0.1$。

表 5 – 21 "工作成就感"影响机制的检验

	Observed	Bootstrap	z	P > z	Normal	based
	Coef.	Std. Err.			［95% Conf.	Interval］
工作满意度						
_ bs_ 1a	0.121 329	0.031 683 7	3.83	0.000	0.059 23	0.183 428
_ bs_ 2b	0.141 914	0.049 738 5	2.85	0.004	0.044 428 3	0.239 399 6
离职倾向 1						
_ bs_ 1a	− 0.080 697 4	0.024 220 1	− 3.33	0.001	− 0.128 167 9	− 0.033 226 9
_ bs_ 2b	− 0.204 144	0.071 273 6	− 2.86	0.004	− 0.343 837 6	− 0.064 450 3
离职倾向 2						
_ bs_ 1a	− 0.080 697 4	0.024 220 1	− 3.33	0.001	− 0.128 167 9	− 0.033 226 9
_ bs_ 2b	− 0.204 144	0.071 273 6	− 2.86	0.004	− 0.343 837 6	− 0.064 450 3
职业倦怠						
_ bs_ 1a	− 0.006 008 7	0.008 859 3	− 0.68	0.498	− 0.023 372 5	0.011 355 2
_ bs_ 2b	− 0.265 243 4	0.044 260 7	− 5.99	0.000	− 0.351 992 9	− 0.178 494

注：_ bs_ 1 是指间接效应的存在性，_ bs_ 2 是指直接效应的存在性。

2. "组织认同感"影响机制的实证分析

表 5-22 是影响机制假说 2 的估计结果。表中模型 1 工作自主权的估计系数在 1% 的水平上显著为正，表明随着工作自主权的改善，医生组织认同感增加。进一步比较可以发现，表 5-22 模型 2 到模型 5 工作自主权的估计系数分别小于表 5-17 模型 1 到模型 4 工作自主权的估计系数，表明工作自主权通过组织认同感影响医生工作激励。Sobel 检验基本支持了工作自主权通过组织认同感影响医生的工作激励这一机制（见表 5-23）。

我们的实证检验结果也发现组织认同感这一渠道影响医生工作激励。医生作为知识型员工，对于患者病情的判断、诊疗手段的选取等方面往往追求更多的自主权。如果医生在医疗服务中受到过多限制，会对医院及上级产生不满。在一个缺乏相互信任的氛围中工作，不仅会有较高的监督成本，还会影响医生对组织的认同感与归属感。对组织认同感的下降最终会导致医生工作满意度的下降，同时提高了医生的离职倾向与职业倦怠。

表 5-22 "组织认同感"影响机制的估计结果

	模型 1	模型 2	模型 3	模型 4	模型 5
	组织认同感	工作满意度	离职倾向 1	离职倾向 2	工作倦怠
	有序 probit	有序 probit	有序 probit	有序 probit	FGLS
工作自主权	0.336 ***	0.150 **	-0.186 ***	-0.270 ***	-0.407 ***
	(0.065 8)	(0.071 0)	(0.065 5)	(0.065 6)	(0.050 4)
组织认同感		1.097 ***	-0.371 ***	-0.426 ***	-0.251 ***
		(0.056 1)	(0.045 1)	(0.045 5)	(0.032 2)
职称	0.017 5	0.033 3	0.094 6 *	0.086 4	0.035 5
	(0.058 3)	(0.061 7)	(0.056 9)	(0.057 0)	(0.046 3)
从医年限	0.014 9	0.007 94	-0.038 0	-0.025 8	-0.090 5 ***
	(0.041 1)	(0.043 6)	(0.040 1)	(0.040 2)	(0.032 6)
性别	0.095 6	0.045 7	-0.283 ***	-0.082 6	-0.052 3
	(0.076 6)	(0.081 5)	(0.075 1)	(0.075 0)	(0.061 2)
教育程度	-0.065 5	-0.085 0	-0.016 7	0.004 74	0.099 4 **
	(0.058 2)	(0.061 8)	(0.056 8)	(0.057 0)	(0.045 9)

续表

	模型 1	模型 2	模型 3	模型 4	模型 5
	组织认同感	工作满意度	离职倾向 1	离职倾向 2	工作倦怠
	有序 probit	有序 probit	有序 probit	有序 probit	FGLS
婚姻状态	0.113	0.006 31	-0.205 *	-0.039 7	-0.037 3
	(0.116)	(0.124)	(0.113)	(0.113)	(0.086 8)
/cut1	-1.824 ***	1.097 ***	-3.035 ***	-2.951 ***	
	(0.200)	(0.261)	(0.249)	(0.250)	
/cut2	-1.228 ***	1.848 ***	-1.851 ***	-1.724 ***	
	(0.193)	(0.259)	(0.240)	(0.239)	
/cut3	0.206	3.848 ***	-1.000 ***	-0.748 ***	
	(0.191)	(0.279)	(0.237)	(0.236)	
/cut4	1.655 ***	5.719 ***	0.003 91	0.285	
	(0.197)	(0.302)	(0.236)	(0.237)	
Constant					-0.123
					(0.180)
r2_ p（r2）	0.016 1	0.229	0.044 8	0.052 8	0.213
N	849	849	849	849	849

注：括号中是估计标准误差，*** $p < 0.01$，** $p < 0.05$，* $p < 0.1$。

表 5 - 23 "组织认同感"影响机制检验

	Observed	Bootstrap	z	P > z	Normal	based
	Coef.	Std. Err.			[95% Conf.	Interval]
工作满意度						
_ bs_ 1a	0.175 875 4	0.041 123 4	4.28	0.000	0.095 275 1	0.256 475 7
_ bs_ 2b	0.087 367 6	0.049 396 9	1.77	0.077	-0.009 448 6	0.184 183 8
离职倾向 1						
_ bs_ 1a	-0.096 525 6	0.024 104 8	-4.00	0.000	-0.143 770 2	-0.049 281 1
_ bs_ 2b	-0.188 315 7	0.073 352 7	-2.57	0.010	-0.332 084 4	-0.044 547 1
离职倾向 2						
_ bs_ 1a	-0.105 669 9	0.026 900 3	-3.93	0.000	-0.158 393 5	-0.052 946 3

续表

| | Observed | Bootstrap | z | P > z | Normal | based |
	Coef.	Std. Err.			[95% Conf.	Interval]
_ bs_ 2b	− 0.247 896 7	0.069 623 2	− 3.56	0.000	− 0.384 355 7	− 0.111 437 7
职业倦怠						
_ bs_ 1a	− 0.022 688 6	0.010 656 2	− 2.13	0.033	− 0.043 574 3	− 0.001 802 9
_ bs_ 2b	− 0.248 563 5	0.044 633 5	− 5.57	0.000	− 0.336 043 6	− 0.161 083 4

注：_ bs_ 1 是指间接效应的存在性，_ bs_ 2 是指直接效应的存在性。

四、子样本的进一步讨论

（一）分县、乡医院医生子样本的讨论

表5-24 分县、乡医院两个子样本，考察工作自主权对医生工作激励影响的估计结果。表5-24 中模型1 和模型2 工作自主权的估计系数均在1% 的水平上显著为正，说明工作自主权对县、乡两级医疗机构医生的工作满意度有正向影响。进一步比较可以发现，工作自主权对乡镇卫生院医生工作满意度的影响更大。比较模型7 和模型8，可以发现工作自主权对乡镇卫生院医生的工作倦怠的影响更大。我们认为，乡镇卫生院医改之后强调其公益性，对其限制较多。乡镇卫生院不仅药物使用受到了限制，而且许多手术也受到了较强的管制，很多手术不能进行，最终影响了乡镇卫生院医生的工作积极性。我们的实证检验结果还进一步验证，县级医院医生的工作自主权对职业倦怠也产生了较为显著的影响。在过多的限制下工作，往往使医生感觉到工作的成就感不高，降低了工作兴趣，最终导致其产生较强的职业倦怠。

比较表中模型3 和模型4 以及模型5 和模型6 可以发现，工作自主权对县级医院医生的离职倾向影响更大。由于县级医院医生个人业务能力较强，而对于能力较强的医生来说，离职的成本也相对较低，当他们对医院所给的自主权不满意时，往往会产生更强的离职倾向。

表 5 – 24　工作自主权对县、乡医生工作激励影响的估计结果

	模型 1	模型 2	模型 3	模型 4	模型 5	模型 6	模型 7	模型 8
	县级医院	乡镇卫生院	县级医院	乡镇卫生院	县级医院	乡镇卫生院	县级医院	乡镇卫生院
	工作满意度	工作满意度	离职倾向 1	离职倾向 1	离职倾向 2	离职倾向 2	职业倦怠	职业倦怠
	有序 probit	有序 probit	有序 probit	有序 probit	有序 probit	有序 probit	FGLS	FGLS
工作自主权	0.266 **	0.366 ***	− 0.382 ***	− 0.229 ***	− 0.454 ***	− 0.331 ***	− 0.292 ***	− 0.481 ***
	(0.114)	(0.081 6)	(0.112)	(0.079 2)	(0.112)	(0.079 2)	(0.081 7)	(0.061 7)
职称	− 0.135	0.057 9	− 0.028 9	0.180 **	0.042 6	0.093 0	− 0.083 7	0.183 **
	(0.116)	(0.074 4)	(0.112)	(0.072 3)	(0.112)	(0.072 1)	(0.095 6)	(0.075 0)
从医年限	0.042 1	0.051 6	0.194 **	− 0.186 ***	0.074 3	− 0.079 2 *	− 0.016 5	− 0.066 3
	(0.090 0)	(0.049 7)	(0.087 1)	(0.048 4)	(0.087 2)	(0.048 1)	(0.076 3)	(0.049 6)
性别	0.008 60	0.166 *	− 0.040 7	− 0.501 ***	0.096 3	− 0.241 **	0.136	− 0.114
	(0.130)	(0.096 2)	(0.125)	(0.094 6)	(0.125)	(0.093 5)	(0.108)	(0.088 7)
教育程度	0.028 6	− 0.190 ***	0.118	0.014 1	− 0.091 2	0.080 9	0.222 **	0.094 3
	(0.111)	(0.071 8)	(0.108)	(0.069 4)	(0.108)	(0.069 5)	(0.086 3)	(0.065 0)
婚姻状态	0.060 9	0.159	− 0.513 ***	− 0.038 2	− 0.137	− 0.047 1	0.408 ***	− 0.332 ***
	(0.175)	(0.157)	(0.171)	(0.153)	(0.170)	(0.152)	(0.138)	(0.120)
/cut1	− 2.082 ***	− 1.777 ***	− 1.091 ***	− 1.999 ***	− 1.455 ***	− 1.544 ***		
	(0.366)	(0.249)	(0.340)	(0.244)	(0.344)	(0.241)		
/cut2	− 1.509 ***	− 1.243 ***	0.025 4	− 0.816 ***	− 0.472	− 0.313		
	(0.353)	(0.243)	(0.334)	(0.235)	(0.336)	(0.232)		
/cut3	0.055 4	0.238	0.881 ***	0.012 3	0.577 *	0.560 **		
	(0.344)	(0.240)	(0.334)	(0.233)	(0.334)	(0.234)		
/cut4	1.411 ***	1.713 ***	1.727 ***	1.061 ***	1.552 ***	1.571 ***		
	(0.353)	(0.248)	(0.344)	(0.237)	(0.344)	(0.240)		
Constant							− 1.709 ***	− 0.961 ***
							(0.241)	(0.198)
r2_ p (r2)	0.010 3	0.029 1	0.026 7	0.032 5	0.022 4	0.019 8	0.121	0.151
N	293	556	293	556	293	556	293	556

注：括号中是估计标准误差，$*** p < 0.01$，$** p < 0.05$，$* p < 0.1$。

（二）不同年龄段医生子样本的讨论

表5－25是将总样本分为35岁以下和35岁以上两个子样本，分别考察工作自主权对医生工作激励影响的估计结果。表5－25中模型1和模型2工作自主权的估计系数均在1%的水平上显著为正，说明工作自主权对35岁以下和35岁以上医生的工作满意度都有正向影响；进一步比较可以发现，工作自主权对35岁以下医生工作满意度的影响更小。模型3和模型4以及模型5和模型6工作自主权的估计系数均在1%的水平上显著为负，说明工作自主权对两个年龄段医生的离职倾向都有显著的负向影响；进一步比较发现，工作自主权对年轻医生的离职倾向1（离开医院、自由执业）影响更大，对中老年医生的离职倾向2（离开医院，不再从医）影响更大。模型7和模型8中的工作自主权的估计系数在1%的水平上显著为负值，说明工作自主权对两种年龄段医生的职业倦怠有负向影响；进一步比较发现，工作主权对年轻医生的职业倦怠的影响更大。由于工作自主权的缺失，年轻医生在工作中更容易产生疲惫，降低了其工作积极性。在访谈中我们发现，许多年轻医生感觉自主权受到限制，医生的工作成就感下降，有的年轻医生萌生离职自己开诊所的想法。

表5－25　工作自主权对不同年龄段医生工作激励影响的估计结果

	模型1	模型2	模型3	模型4	模型5	模型6	模型7	模型8
	35岁以下	大于35岁	35岁以下	大于35岁	35岁以下	大于35岁	35岁以下	大于35岁
	工作满意度	工作满意度	离职倾向1	离职倾向1	离职倾向2	离职倾向2	职业倦怠	职业倦怠
	有序probit	有序probit	有序probit	有序probit	有序probit	有序probit	FGLS	FGLS
工作自主权	0.303 ***	0.371 ***	−0.381 ***	−0.167 *	−0.342 ***	−0.403 ***	−0.561 ***	−0.343 ***
	(0.092 8)	(0.095 6)	(0.091 1)	(0.091 5)	(0.090 8)	(0.092 1)	(0.074 3)	(0.066 4)
职称	0.001 88	0.078 8	0.124	0.058 2	0.182 **	0.008 28	0.090 6	−0.005 69
	(0.063 0)	(0.091 5)	(0.078 7)	(0.088 8)	(0.075 5)	(0.089 3)	(0.075 3)	(0.096 7)
从医年限	−0.057 8	0.082 0	0.106	−0.066 0	0.149 *	−0.031 0	0.099 9	0.045 9
	(0.092 1)	(0.065 5)	(0.089 2)	(0.062 9)	(0.089 9)	(0.062 9)	(0.106)	(0.049 0)

续表

	模型 1	模型 2	模型 3	模型 4	模型 5	模型 6	模型 7	模型 8
	35 岁以下	大于35 岁	35 岁以下	大于35 岁	35 岁以下	大于35 岁	35 岁以下	大于35 岁
	工作满意度	工作满意度	离职倾向1	离职倾向1	离职倾向2	离职倾向2	职业倦怠	职业倦怠
	有序probit	有序probit	有序probit	有序probit	有序probit	有序probit	FGLS	FGLS
性别	− 0.024 8	0.201 *	− 0.194 *	− 0.420 ***	0.056 5	− 0.281 ***	− 0.035 1	0.010 9
	(0.115)	(0.106)	(0.112)	(0.102)	(0.112)	(0.102)	(0.109)	(0.083 1)
教育程度	− 0.018 0	− 0.184 **	− 0.093 0	0.071 0	− 0.048 2	0.074 0	0.023 0	0.207 ***
	(0.082 8)	(0.084 2)	(0.080 5)	(0.080 5)	(0.080 7)	(0.080 6)	(0.081 2)	(0.064 0)
婚姻状态	0.131	0.344	− 0.251 *	− 0.479	− 0.149	− 0.116	− 0.061 1	0.443
	(0.132)	(0.369)	(0.128)	(0.359)	(0.129)	(0.354)	(0.123)	(0.323)
/cut1	− 1.895 ***	− 1.452 ***	− 1.503 ***	− 2.150 ***	− 1.099 ***	− 1.634 ***		
	(0.282)	(0.470)	(0.268)	(0.458)	(0.268)	(0.452)		
/cut2	− 1.351 ***	− 0.915 *	− 0.505 *	− 0.864 *	− 0.088 1	− 0.362		
	(0.273)	(0.467)	(0.262)	(0.450)	(0.261)	(0.447)		
/cut3	0.200	0.541	0.346	− 0.052 4	0.975 ***	0.455		
	(0.267)	(0.467)	(0.260)	(0.449)	(0.264)	(0.447)		
/cut4	1.355 ***	2.289 ***	1.275 ***	0.943 **	1.969 ***	1.457 ***		
	(0.274)	(0.477)	(0.265)	(0.451)	(0.274)	(0.451)		
Constant							− 1.155 ***	− 2.048 ***
							(0.237)	(0.377)
r2_ p（r2)	0.012 3	0.030 4	0.020 8	0.022 6	0.019 0	0.023 5	0.134	0.094
N	409	440	409	440	409	440	409	440

注：括号中是估计标准误差，*** $p < 0.01$，** $p < 0.05$，* $p < 0.1$。

　　本章实证检验结果表明，职业发展与工作自主权都会对其工作激励产生较为显著的影响。职业发展将通过"社会地位"与"组织认同感"影响工作激励。职业发展对县级医院医生的工作满意度影响更大，但对于乡镇卫生院医生的离职倾向与职业倦怠影响更大。职业发展对年轻医生的工作满意度与职业倦怠比中老年医生的影响力更大。工作自主权则通过"工作成就感"与"组织认同感"影响工作激励。工作自主权对于乡镇卫生院医生的工作满意度与职业倦怠影响更大，但对县级医院医生的离职倾向影响更大。工作自主权还对年轻医生的职业倦怠产生较大的影响。从我们的实证结果来看，拓展农村公立医院医生的职业发展空间，提高其工作自主权，将有效提高工作激励。

第六章

基本公共服务均等化下提高农村公立医院医生工作激励的政策建议

国务院《"十三五"推进基本公共服务均等化规划》指出，"基本公共服务均等化是指全体公民都能公平可及地获得大致均等的基本公共服务"，"重点是保障人民群众得到基本公共服务的机会"①。农村基本医疗服务是基本公共服务的重要组成部分，只有提高农村基本医疗服务水平，才能实现健康公平，解决广大乡村地区医疗卫生发展不平衡的问题，助推乡村振兴战略的顺利实施。同时，只有提高农村卫生医疗体系的服务能力，才能真正实现"小病不出乡、大病不出县"，建立起符合国情的分级诊疗制度，解决卫生资源配置不均衡问题。《"十三五"深化医药卫生体制改革规划》再次强调"保基本、强基层、建机制"的原则。县级医院是农村卫生服务体系的龙头，乡镇卫生院是农村三级网络的枢纽，提高县、乡两级公立医院医生的工作激励，将直接关系到农村医疗卫生服务质量的改善，促进基本公共服务均等化目标的实现。结合现有文献、调研与实证分析，我们认为，要提高农村医生的工作激励，需注意以下几个方面。

第一节　采取措施切实提高农村医生工作收入

从我们的实证分析结果来看，工作收入是影响农村公立医院医生工作激励的重要因素。农村公立医院医生对于工作收入不满意，直接导致其工作满意度下降，离职倾向增加，职业倦怠加剧。实证研究表明，农村公立医院医生对于工作的不满意不仅影响了其对于自身社会地位的评价，还使其因"工作—回报失衡"带来了心理的落差，这些都对农村公立医院医生的工作激励产生了不利影响。工作收入成为影响农村公立医院医生工作不满意最重要的因素之一。

当前农村公立医院医生的收入一方面来自于政府"兜底"的基本工资（主要包括岗位工资、薪级工资、津补贴等方面），另一方面来源于医院经营收入（主要包括绩效工资）。政府"兜底"的基本工资不仅整体水平较低，而且受到县级财政收入的影响，有的县还存在拨付额度不足的现象。农村公立医院尤其是乡镇卫生院经营能力不强，患者流失严重，进一步制

---

① 参见《国务院关于印发"十三五"推进基本公共服务均等化规划的通知》，http://www.scio.gov.cn/xwfbh/xwbfbh/wqfbh/35861/36367/xgzc36373/Document/1544135/1544135.htm。

约了医生收入的提高。农村公立医院医生尤其是乡镇卫生院医生陷入了低收入带来的恶性循环：工作收入低——工作激励不足——服务质量下降——医院经营困难——工作收入低。我们在调研中还发现，有的县级公立医院虽然患者较多，但是由于薪酬分配体系有待改进，医生的劳动未能得到合理的物质补偿，影响了医生的工作激励。要提高农村公立医院医生的工作激励，必须采取切实措施提高其工作收入。

一、提高农村公立医院医生的基本工资水平

农村基本医疗服务具有准公共品性质，单纯依靠市场难以得到有效供给，需要政府扶持。由于医疗服务的特殊性，提高农村卫生人力的工作激励是改善农村医疗服务的关键。当前虽然政府加大了对农村公立医院的投入，农村公立医院的硬件设施也得到了显著改善，但是农村公立医院医生收入的提高有限。我们的实证研究发现，工作收入是影响激励的重要的因素。考虑到农村卫生医疗的特殊性，要实现基本公共服务均等化，政府应当进一步增加对农村医疗的财政投入，而且投入对象应当由补"物"转向补"人"。当前农村公立医院医生尤其是乡镇卫生院的医生，政府"兜底"的基本工资成为其收入最主要的来源。政府"兜底"的基本工资相比城市公立医院医生的实际收入有较大差距，而且基本工资较低，难以保障医生有尊严、有地位的生活，使得农村公立医院医生感觉"付出—回报失衡"，影响其工作积极性。要提高农村公立医院医生的收入，政府应当进一步加大财政投入，大幅提高基本工资。在当前许多县级财政紧张的背景下，我们认为应当明确上级政府的责任，在更高层次上统筹农村医疗卫生的财政投入，加大对农村公立医院医生工资的财政支持。

二、建立农村公立医院医生劳动的合理补偿机制

要保证农村公立医院的公益性，同时也要避免农村公立医院医生收入"吃大锅饭"。一方面，医改后，乡镇卫生院实施了"收支两条线"的改革，医生工作收入稳定了，但同时也出现了收入"吃大锅饭"的现象。农村公立医院医生工作的积极性受到了影响，一些业务骨干流失，降低了乡镇卫生院的服务水平。未来应当在乡镇卫生院探索建立农村公立医院医生"多劳多得、优劳优得"的收入分配机制，提高农村公立医院医生的工作积极性。另一方面，在县级医院中，医生的医疗服务价格（如挂号费、诊

疗费用、手术费）仍然较低，医生的收入与科室收入直接挂钩。但由于各科室特点不同以及政府对于不同科室治疗活动的不同管制，科室间收入存在较大差异（如儿科、妇科收入比较低），这也导致收入较低的医生的劳动未能得到合理补偿。我们应当探索建立医生劳动合理补偿机制，让医生的劳动与收入直接挂钩，提高其工作积极性。

三、构建有利于年轻医生工作激励的薪酬机制

我们在研究中发现，工作收入对年轻医生的工作满意度与职业倦怠影响力度更大。年轻医生面临的生活压力更大，对于收入增长有着更为迫切需求。而年轻医生又是未来医疗服务的主力军，保持年轻医生的稳定与活力，从长期来看是实现基本医疗服务均等化的重要保障。由于农村公立医院收入较低，许多农村医疗机构，尤其是乡镇卫生院对于年轻医生的吸引力严重不足。未来应当对年轻医生这一特殊的职业群体在经济上的补偿有所倾斜，通过提高安家福利、增加补贴等手段增加物质回报，提高其工作积极性。

第二节　降低农村医生的工作负担

实证研究发现，工作负担与工作激励有着密切的关系。工作时间、非医疗活动所用时间过长，都会给农村医生工作激励带来不利的影响。接待病人数对县级医院医生的工作激励也有不利影响。工作时间与非医疗活动时间过长将通过"工作—家庭冲突"与"付出—回报失衡"两个机制影响医生工作激励。接待病人数则通过上述两个机制对县级医院医生产生显著影响。

我们认为，以下几个方面值得注意。

一、形成面向农村的卫生人力流动机制

虽然新医改后政府加大了对农村医疗卫生的投入，农村卫生人力也得到较快发展，但当前农村卫生人力数量与城市卫生人力数量仍然有较大差距。农村卫生人力不足与农村对医疗服务日益增长的需求出现了较大的差距，成为农村医生，尤其是县级医院医生工作负担较重的重要原因。未来应当建立长效的农村公立医院医生人员增长机制。一方面，进一步完善农

村定向医学生免费培养，建立年轻医生进入农村公立医院的长效机制。另一方面，整合省、市、县、乡医疗卫生资源，通过专家巡诊、会诊，推动优质医疗资源下沉。同时，还要注重实行向农村倾斜的激励政策，例如，提高经济补偿、提供更广阔职业发展空间，让农村卫生人力资源"引得来、留得住、用得好"。

二、提高乡镇卫生院的服务能力，缓解县级医院过度拥堵

新医改提出"小病不出乡、大病不出县"，但当前乡镇卫生院受到过多的限制，导致医疗服务范围萎缩，质量下降。大量农村居民进入县级医院就诊，而乡镇卫生院病人不足。乡镇卫生院处于农村三级卫生服务网络的枢纽，其服务能力的缺失直接影响了我国分级诊疗的实施，导致县级医院的拥堵，严重增加了县级医院医生的工作负担。要切实降低县级医院医生的工作强度，应当回归"小病不出乡、大病不出县"的初衷，这就要求我们在提升乡镇卫生院公共卫生服务的同时，也不能弱化其基本医疗服务能力。未来应当进一步完善基本药物制度，避免乡镇卫生院因为药物的缺失导致其服务能力下降。对于乡镇卫生院提供的服务范围不能一刀切，应当根据当地经济发展水平以及乡镇卫生院的经营能力、技术水平因地制宜地进行管理。进一步采取倾斜措施，稳定乡镇卫生院的医生队伍，吸引优秀人才进入乡镇卫生院工作。

三、对非医疗活动时间应当进行有效的控制

在调研中我们发现，超过50%的医生对于非医疗活动时间占用过长表现出了不满，一些医生认为非医疗活动时间过长挤占了业务时间，导致其疲于应付。当前农村医院尤其是乡镇卫生院强调其公益性，承担了大量的公共卫生服务方面的职能。政府对其也提出了相应的要求，增加了各种考核。由于基层医院人手有限，许多原本应该由公卫专干完成的工作，医生不得不参与。如果这些活动占用了医生过多的时间，对于医生的工作激励会带来消极的影响。要提高农村医生的工作激励，就应当对非医疗活动时间进行有效优化与控制。在当前乡镇卫生院承担公共卫生服务职能的背景下，应当增加公卫专干的人数，避免影响医生的医疗活动。

第三节　为医生工作提供良好的工作环境

医生作为知识型员工，对工作环境要求较高，我们的实证结果也发现，医患关系、医院管理以及硬件设施对农村医生的工作激励有着显著的影响。我们认为以下几个方面值得注意。

一、构建和谐的医患关系

和谐的医患关系给医生提供了一个轻松、愉悦的工作气氛，它是工作环境的重要组成部分。我们在实证研究中发现，医患关系紧张将带来医生满意度下降、离职倾向增加与职业倦怠加剧。医患关系还将通过提高职业风险、降低职业认同感对医生的工作激励产生消极影响。我们认为，要提高农村医生的工作激励，应当注重构建和谐的医患关系。

第一，保护医生的合法权益。由于医院在处理医患纠纷中往往采取"息事宁人"的态度，牺牲医生的合法利益，降低了农村公立医院医生的职业认同感。医院应当在医患纠纷中起到应有的作用，切实保障医生的合法权益。

第二，参照国外同行评估（external peer review）的成熟经验，通过建立相对独立的专业组织，完善对医患纠纷的鉴定与仲裁。由于医疗市场的信息不对称，医生和患者的博弈中患者处于信息劣势（Rice，2006），如果仅由医院或者与医院密切相关的部门进行医患纠纷的鉴定与仲裁，其公信力将受到质疑。由于我国目前尚未完善第三方仲裁机构，患者对于医患纠纷的认同感难以建立。未来应当建立相对独立的仲裁组织，解决医患纠纷。

第三，规范医生行为，重建医患之间的信任关系。当前医患关系紧张与部分医生医德丧失、技术能力不足、沟通技巧不够、人文关怀缺乏等也有着密切关系。未来应当进一步规范农村医生的行为，提高医生的个人能力和人文关怀，与患者重建信任关系。农村公立医院尤其是乡镇卫生院医生大多与患者有着地缘联系，应当充分发挥这一优势，通过制度建设建立和谐的医患关系。

第四，提高年轻医生处理医患关系的能力。年轻医生往往刚出校园，在实际工作中对于医患纠纷处理能力较差。我们的实证研究表明，医患关系对年轻医生的工作满意度与职业倦怠影响力度较大。未来应当采取加强年轻医生人文关怀培养、增加医患沟通训练等措施，提高他们处理医患关系的能力。

二、提高医院管理水平

医院管理为医生工作提供了重要的"软环境"，是影响医生工作激励的重要因素。未来提高医院管理水平，应当注意以下几点：

第一，推动医院的去行政化改革。未来政府应当注重推动公立医院去行政化改革，给基层医院的发展提供更多的空间。我国农村公立医院仍然保留着计划经济色彩，主要负责人仍由上级主管部门指定。医生在医院管理中话语权较小。而作为知识型员工的医生更需要宽松的工作环境。未来我们不能因为强调农村公立医院的公益性，而加强对于公立医院的行政管理。政府应当在加强财政支持的同时，积极推进公立医院的改革，提高医生的工作激励。

第二，建立一支专业的、高水平的管理队伍。当前医院管理层大多还是由医生兼职，这不仅让兼有行政职务的医生疲于奔命，而且行政管理水平也有待提高。笔者认为，应当吸引更多的专业管理人才，例如，吸引公共管理专业、卫生事业管理专业的毕业生进入医院进行较为专业的管理，提高管理效率。

第三，充分吸收医生意见，完善各项规章管理制度。调研发现，许多医生对医院的规章制度表现出不满。许多规章制度较为陈旧，不适应于医生的工作与发展。未来在修改规章时，应当充分吸收一线医生的意见，完善相关的规章管理制度。

三、继续加大对于医院硬件的投入

随着新农合的推进与农民收入的提高，农村居民对于医疗服务数量与质量的需求不断提升。近年来我国加大了对于农村公立医院的投入，农村公立医院的办公条件得到改善。但是许多医生仍然反映技术设备不能满足其诊疗需求，尤其是乡镇卫生院医生，不满意程度较高，基于信息技术的远程服务及后勤保障水平也都有待提高，这些都影响了医生的工作激励。未来在补"人"的同时也应充分考虑一线医生的需求，改进医生尤其是乡镇卫生院医生工作的"硬环境"，提高农村公立医院医生的工作积极性。

第四节　扩展职业发展空间，提高工作自主权

本书研究发现，职业发展受限、工作自主权的缺失将对医生的工作激励产生不利的影响。未来应当扩展农村医生的职业发展空间，并且提高其工作自主权。我们认为应当注意以下几点。

一、打破农村公立医院医生的职业天花板

农村公立医院医生职称、职务晋升空间较小，培训机会较少，这些都是农村公立医院医生职业发展的重要制约。我们认为，未来应当采取切实措施，让农村公立医院医生感觉到职业发展的获得感。

第一，制定向农村公立医院医生倾斜的职称晋升制度。由于当前职称晋升往往采取"一刀切"的措施，在职称晋升，尤其是副高级以上的晋升中注重对于"论文""课题"等方面的考察。而农村公立医院医生由于平台所限，在论文发表、承担课题方面处于弱势地位，导致其职称上升空间狭小。未来应当充分吸收农村公立医院医生的意见，制定出符合农村公立医院医生职业发展特征的制度，打破农村公立医院医生职称晋升的天花板。比如，可以考虑将农村服务年限作为职称考察的重要指标，促进农村卫生人力的发展空间。

第二，加强基层医生技术培训。农村公立医院医生尤其是年轻的医生对于技术培训有着较强的需求。但当前农村公立医院受平台所限，提供给医生的培训机会有限。未来一方面应当建立农村公立医院与城市医院、医科大学长期的合作机制，为农村公立医院医生提供充足的进修培训机会，提高农村公立医院医生的人力资本；另一方面应当推动城市优质医疗资源下沉，通过专家下基层为农村公立医院医生提供更多向专家学习的机会；同时还应当充分运用互联网技术，为农村公立医院医生提供更充分的业务培训。

第三，进一步推动农村公立医院的去行政化，让农村公立医院医生更加聚焦于专业能力的提高，降低行政职务晋升在职业发展中的权重。

二、提高农村公立医院医生的工作自主权

我们在调研中发现，农村公立医院医生由于工作自主权受到限制，影响了其工作积极性。我们在实证研究中还发现，工作自主权将通过影响医生的工作认同感与组织认同感，从而作用于工作激励。我们认为，未来应当注重提高农村公立医院医生的工作自主权。

第一，医生在处理医疗活动中的自由裁量权是医院给予医生的工作信任，有助于提升医生的工作积极性。一方面，应当让医生的注意力更加聚焦于医疗活动本身，而不应当将"药占比""次均费用"等指标纳入医生诊疗的考核体系。另一方面还应当给予医生医疗活动充分的自由，进一步完善基本药物目录，避免对医生诊疗活动进行过多的干预。

第二，加强医生的自律，完善对医生的行业监管。提高医生工作自主权并不是给医生无限制的自由，一方面应当加强医生的自律行为，建立医生的声誉档案，对那些明显违背职业道德的医生将记录在案，进行追责；另一方面应充分考虑医疗活动的专业性，建立专业的、相对独立的行业监管组织，对其行为进行监管与仲裁。

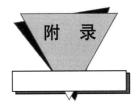

附 录

中国农村公立医院医生工作
激励调查问卷

个人基本信息

1. 所在省份［单选题］
①山东 　　　　②河南 　　　　③河北
④甘肃 　　　　⑤山西

2. 所在机构［单选题］
①县人民医院 　　②县中医院 　　③县妇幼保健院
④县私立医院 　　⑤乡镇卫生院

3. 职务：［单选题］
①院长 　　　　②副院长 　　　③书记
④主任 　　　　⑤副主任 　　　⑥无

4. 性别：［单选题］
①男 　　　　　②女

5. 年龄：［单选题］
①25 岁以下 　　②26～34 　　　③35～44
④45～54 　　　⑤55 岁以上

6. 婚姻状态：［单选题］
①已婚 　　　　②未婚 　　　　③其他

7. 所在科室：［单选题］
①内科 　　　　②外科 　　　　③妇产
④儿科 　　　　⑤五官科 　　　⑥中医科
⑦急诊科 　　　⑧保健科 　　　⑨其他

8. 工作月收入：［单选题］
①2 000 元以下 　②2 001～4 000 　③4 001～6 000

④6 001～8 000 元　　　　⑤8 000 元以上

9. 聘用形式：［单选题］
①正式在编　　　　②不在编　　　　③其他

10. 从医年限：［单选题］
①5 年及以下　　　②6 到 10 年　　　③11 到 20 年
④21 到 30 年　　　⑤31 年以上

11. 您的受教育水平：［单选题］
①中专或高中及以下　　②大专　　　　③本科
④硕士及以上

12. 你的职称是：［单选题］
①实习医生　　　　②住院医师　　　③主治医师
④副主任医师　　　⑤主任医师

13. 15 岁之前主要在哪里生活？［单选题］
①城市　　　　②农村　　　　③城郊

14. 是否有子女？［单选题］
①是　　　　②否

15. 如果育有子女，子女状态：［单选题］
①三周岁以下　　　②小学在读　　　③中学在读
④大学在读　　　　⑤其他

工作激励相关问题

1. 当我工作时，时间总是过得飞快［单选题］
①非常不同意　　　②不同意　　　　③一般
④同意　　　　⑤非常同意

2. 我对从事的专业感兴趣［单选题］

①非常不同意　　　　　②不同意　　　　　③一般

④同意　　　　　⑤非常同意

3. 我感到医生的职业风险很大［单选题］

①非常不同意　　　　　②不同意　　　　　③一般

④同意　　　　　⑤非常同意

4. 我在工作中经常有挫败感［单选题］

①非常不同意　　　　　②不同意　　　　　③一般

④同意　　　　　⑤非常同意

5. 我觉得非医疗活动（应付会议和行政管理工作）占用时间太长［单选题］

①非常不同意　　　　　②不同意　　　　　③一般

④同意　　　　　⑤非常同意

6. 每天工作时间太长［单选题］

①非常不同意　　　　　②不同意　　　　　③一般

④同意　　　　　⑤非常同意

7. 我的工作压力：［单选题］

①非常大　　　　　②比较大　　　　　③一般

④比较小　　　　　⑤几乎没压力

8. 为跟进医疗技术发展，我的学习压力很大［单选题］

①非常不同意　　　　　②不同意　　　　　③一般

④同意　　　　　⑤非常同意

9. 医患关系给我很大的心理压力［单选题］

①非常不同意　　　　　②不同意　　　　　③一般

④同意　　　　　⑤非常同意

10. 每天下班时我感到筋疲力尽 [单选题]

①非常不同意　　　　②不同意　　　　③一般

④同意　　　　　　　⑤非常同意

11. 医生的工作使我变得感情麻木了 [单选题]

①非常不同意　　　　②不同意　　　　③一般

④同意　　　　　　　⑤非常同意

12. 我可以自主决定各种药物的使用 [单选题]

①非常不同意　　　　②不同意　　　　③一般

④同意　　　　　　　⑤非常同意

13. 我在临床诊疗决策中有自主权 [单选题]

①非常不同意　　　　②不同意　　　　③一般

④同意　　　　　　　⑤非常同意

14. 我完全能胜任目前医疗工作 [单选题]

①非常不同意　　　　②不同意　　　　③一般

④同意　　　　　　　⑤非常同意

15. 总体而言，我喜欢这份工作 [单选题]

①非常不同意　　　　②不同意　　　　③一般

④同意　　　　　　　⑤非常同意

16. 我经常感到工作有成就感 [单选题]

①非常不同意　　　　②不同意　　　　③一般

④同意　　　　　　　⑤非常同意

17. 我的工作得到病人的认可 [单选题]

①非常不同意　　　　②不同意　　　　③一般

④同意　　　　　　　⑤非常同意

18. 我的业务培训机会较多 [单选题]

①非常不同意　　　　　②不同意　　　　　③一般

④同意　　　　　⑤非常同意

19. 职务晋升机会多 [单选题]

①非常不同意　　　　　②不同意　　　　　③一般

④同意　　　　　⑤非常同意

20. 职称晋升感到满意 [单选题]

①非常不同意　　　　　②不同意　　　　　③一般

④同意　　　　　⑤非常同意

21. 医院的福利待遇满意 [单选题]

①非常不同意　　　　　②不同意　　　　　③一般

④同意　　　　　⑤非常同意

22. 工作收入完全体现出我的工作付出 [单选题]

①非常不同意　　　　　②不同意　　　　　③一般

④同意

⑤非常同意

23. 对工作收入感到满意 [单选题]

①非常不同意　　　　　②不同意　　　　　③一般

④同意　　　　　⑤非常同意

24. 医院技术设备可以满足工作 [单选题]

①非常不同意　　　　　②不同意　　　　　③一般

④同意　　　　　⑤非常同意

25. 和领导关系融洽 [单选题]

①非常不同意　　　　　②不同意　　　　　③一般

④同意　　　　　⑤非常同意

26. 和同事合作很好 ［单选题］
①非常不同意 　　　②不同意 　　　③一般
④同意 　　　⑤非常同意

27. 医院的后勤服务让人满意 ［单选题］
①非常不同意 　　　②不同意 　　　③一般
④同意 　　　⑤非常同意

28. 医院的行政管理工作让人满意 ［单选题］
①非常不同意 　　　②不同意 　　　③一般
④同意 　　　⑤非常同意

29. 总体而言，对医院的工作环境感到满意 ［单选题］
①非常不同意 　　　②不同意 　　　③一般
④同意 　　　⑤非常同意

30. 兼顾工作和家庭使我感到很吃力 ［单选题］
①非常不同意 　　　②不同意 　　　③一般
④同意 　　　⑤非常同意

31. 我的工作使我更容易得到亲友的支持和帮助 ［单选题］
①非常不同意 　　　②不同意 　　　③一般
④同意 　　　⑤非常同意

32. 我的工作使我更有社会地位 ［单选题］
①非常不同意 　　　②不同意 　　　③一般
④同意 　　　⑤非常同意

33. 对目前的医患关系感到满意 ［单选题］
①非常不同意 　　　②不同意 　　　③一般
④同意 　　　⑤非常同意

34. 平均每天诊断的病人数 [单选题]
①太多　　　　　　　　②合理　　　　　　　　③太少

35. 我的病人很信任我 [单选题]
①非常不同意　　　　　②不同意　　　　　　　③一般
④同意　　　　　　　　⑤非常同意

36. 我的病人很尊重我 [单选题]
①非常不同意　　　　　②不同意　　　　　　　③一般
④同意　　　　　　　　⑤非常同意

37. 农村地区医疗纠纷比城市少 [单选题]
①非常不同意　　　　　②不同意　　　　　　　③一般
④同意　　　　　　　　⑤非常同意

38. 病人对医生的期望值过高 [单选题]
①非常不同意　　　　　②不同意　　　　　　　③一般
④同意　　　　　　　　⑤非常同意

39. 卫生行政管理部门对医生监管太多 [单选题]
①非常不同意　　　　　②不同意　　　　　　　③一般
④同意　　　　　　　　⑤非常同意

40. 政府和医院对医疗纠纷的处理很合理 [单选题]
①非常不同意　　　　　②不同意　　　　　　　③一般
④同意　　　　　　　　⑤非常同意

41. 总体而言，我对目前医生的执业环境满意 [单选题]
①非常不同意　　　　　②不同意　　　　　　　③一般
④同意　　　　　　　　⑤非常同意

42. 医院的管理制度很完善 ［单选题］

①非常不同意　　　　②不同意　　　　③一般

④同意　　　　　　　⑤非常同意

43. 我对医院有认同感和归属感 ［单选题］

①非常不同意　　　　②不同意　　　　③一般

④同意　　　　　　　⑤非常同意

44. 整体而言，我对医院管理感到满意 ［单选题］

①非常不同意　　　　②不同意　　　　③一般

④同意　　　　　　　⑤非常同意

45. 整体而言，我对目前工作感到满意 ［单选题］

①非常不同意　　　　②不同意　　　　③一般

④同意　　　　　　　⑤非常同意

46. 我曾经产生过离开医院的想法 ［单选题］

①非常不同意　　　　②不同意　　　　③一般

④同意　　　　　　　⑤非常同意

47. 我支持我的孩子将来学医 ［单选题］

①非常不同意　　　　②不同意　　　　③一般

④同意　　　　　　　⑤非常同意

48. 如果重新选择职业，我还会选择现在的工作 ［单选题］

①非常不同意　　　　②不同意　　　　③一般

④同意　　　　　　　⑤非常同意

49. 近年来病人对医务人员的信任程度 ［单选题］

①很大提高　　　　　②略有提高　　　　③没有变化

④略有降低　　　　　⑤很大降低

50. 您认为同事离职的主要原因＿＿＿＿＿＿＿　［多选题］

①薪酬待遇　　　　　　　　　　　　②生活条件

③个人发展与自我价值的实现　　　　④人际关系

⑤工作环境　　　　　　　　　　　　⑥工作压力

51. 开放问题，您认为影响工作士气的因素有哪些?

参考文献

中文文献

［1］阿马蒂亚·森. 以自由看待发展［M］. 任赜，于真，译. 北京：中国人民大学出版社. 2002.

［2］安体富，任强. 公共服务均等化：理论、问题与对策［J］. 财贸经济，2007（08）：48－53，129.

［3］才国伟，刘剑雄. 归因、自主权与工作满意度［J］. 管理世界，2013（1）：133－142，167.

［4］党的十九大报告辅导读本编写组. 党的十九大报告辅导读本［M］. 北京：人民出版社. 2017.

［5］邓睿. 我国中学教师职业成就感问题研究［D］. 上海：华东师范大学，2011.

［6］董香书，PROOCHISTA ARIANA. 为何农村医生工作不满意?：工作收入、医患关系和工作满意度的实证研究［J］. 管理世界，2012（11）：77－88.

［7］董香书. 农村医生工作满意度影响机制的实证分析：来自公立医院的微观证据［M］. 北京：首都经济贸易大学出版社，2016.

［8］封进，刘芳，陈沁. 新型农村合作医疗对县村两级医疗价格的影响［J］. 经济研究，2010，45（11）：127－140.

［9］付宜强. 企业社会资本理论海内外二十年发展述评：1997—2018［J］. 东岳论丛，2018，39（12）：157－169，192.

［10］高菲，王晓晰，刘利，等. 医生工作倦怠及其与职业紧张的关系［J］. 中国医科大学学报，2012，41（03）：262－264，274.

［11］顾昕. 中国医疗领域中的人力资源危机［J］. 国家行政学院学报，2011（06）：17－22.

［12］顾远东，周文莉，彭纪生. 消极情绪与员工创造力：组织认同、职业认同的调节效应研究［J］. 管理科学学报，2019，22（06）：21－35.

［13］郭艳芳，陈少贤．广东省乡镇卫生院医生满意度研究［J］．中国农村卫生事业管理，2006（12）：20－22．

［14］韩翠娥．医院管理者应营建一个健康良性的工作环境［J］．中国卫生人才，2013（3）：28．

［15］韩锐．医患关系、工作满意度对医生组织公民行为的影响［J］．西安交通大学学报（社会科学版），2017，37（4）：55－61．

［16］健康中国2030规划纲要［M］．北京：人民出版社．2016．

［17］寇宗来．"以药养医"与"看病贵、看病难"［J］．世界经济，2010，33（1）：49－68．

［18］李斌，汤秋芬．资源、秩序与体验：工作时间与工作满意度研究［J］．湖南师范大学社会科学学报，2018，47（6）：106－113．

［19］李伯阳，张亮，张研．我国乡镇卫生院适宜服务范围探讨［J］．中国卫生经济，2016，35（5）：58－60．

［20］李玲．新医改的进展评述［J］．中国卫生经济，2012，31（1）：5－9．

［21］李书文．通过培养成就感来激励员工［J］．山西农业大学学报（社会科学版），2004（3）：200－201，205．

［22］李姝洁，张海瑞，朱丽娜，等．全科医生工作压力和工作满意度现状及其影响因素研究［J］．中国全科医学，2015，18（4）：387－390．

［23］李伟明，舒群琴，黄巧云，等．云南省全科医生转岗培训学员执业注册意愿及影响因素研究［J］．中华全科医学，2018，16（6）：863－865＋1042．

［24］李霞，尚玉钒，高伟．职业风险、组织公平对离职倾向的影响作用研究［J］．科学学与科学技术管理，2011，32（5）：150－156．

［25］廖歆欣，刘运国，蓝海林．社会地位、在职消费与激励绩效［J］．南方经济，2019（7）：34－53．

［26］刘德鹏，汪丽，易志高．工作自主权对组织公民行为的影响机制［J］．预测，2011，30（3）：37－41．

［27］刘国君，陈林．职业风险视角下的大学生就业选择分析：以医学生对"医闹"的认知为例［J］．中国劳动关系学院学报，2016，30（5）：91－95．

[28] 刘金培, 朱磊, 倪清. 组织氛围如何影响知识型员工敬业度: 基于工作倦怠的中介效应研究 [J]. 心理与行为研究, 2018, 16 (3): 394-401.

[29] 刘进有, 乔坤. 工作满意度对离职倾向的元分析 [A]. 中国管理现代化研究会. 第五届 (2010) 中国管理学年会: 组织行为与人力资源管理分会场论文集 [C]. 中国管理现代化研究会: 中国管理现代化研究会, 2010: 7.

[30] 卢慧敏, 黄琦, 苗春霞, 等. 家庭医生职业认同、职业倦怠与隐性缺勤的关系研究 [J]. 中国卫生资源, 2019 (2): 127-131.

[31] 潘春林, 杨金侠, 许彩虹. 乡村医生签约服务效果评估 [J]. 卫生经济研究, 2017 (3): 46-49.

[32] 彭红, 李永国. 中国医患关系的历史嬗变与伦理思考 [J]. 中州学刊, 2007 (6): 131-135.

[33] 邱晶青, 杨心玫, 倪士光. 深圳市医生工作家庭冲突与工作焦虑的关系: 职业压力的中介作用 [J]. 现代预防医学, 2017, 44 (23): 4248-4251, 4262.

[34] 任春荣. 非帕累托改进与利益补偿: 基于多水平模型的流动教师成就感影响因素研究 [J]. 基础教育, 2014, 11 (1): 26-34.

[35] 宋俊伟, 尹文强, 丰志强, 等. 山东省乡村医生在岗培训现状与需求研究 [J]. 中国卫生事业管理, 2017, 34 (5): 378-380.

[36] 孙葵, 尹文强, 黄冬梅, 等. 新医改形势下乡村医生收入状况及其对职业心态的影响 [J]. 中国卫生事业管理, 2016, 33 (5): 371-373.

[37] 孙葵, 尹文强, 黄冬梅, 等. 医生工作满意度关键影响因素及对策研究 [J]. 中国卫生质量管理, 2009, 16 (3): 43-46.

[38] 孙葵, 尹文强, 于倩倩, 等. 基于 ERG 理论的乡村医生激励策略研究 [J]. 中国卫生事业管理, 2017, 34 (9): 679-682.

[39] 孙忠河, 曹长春. 医务人员收入水平及工作满意度的现状分析 [J]. 西部医学, 2012, 24 (1): 205-206.

[40] 汪新建, 王丛, 吕小康. 人际医患信任的概念内涵、正向演变与影响因素 [J]. 心理科学, 2016, 39 (5): 1093-1097.

[41] 王芳, 王新生, 张光鹏, 等. 卫生专业技术人员职称评审现状及对策 [J]. 卫生经济研究, 2017 (3): 61-64.

［42］王文娟，南孟哲．回归医疗服务本质：从"医药分开"看医疗服务供给［J］．当代经济科学，2016，38（4）：12－18，124．

［43］卫生部统计信息中心．中国医患关系调查研究：第四次国家卫生服务调查专题研究报告［M］．北京：中国协和医科大学出版社，2010．

［44］翁清雄，席酉民．职业成长与离职倾向：职业承诺与感知机会的调节作用［J］．南开管理评论，2010，13（2）：119－131．

［45］肖雅楠．职业生涯早期阶段员工离职倾向与管理对策研究［D］．天津：天津大学，2010．

［46］谢铮，邱泽奇，张拓红．患者因素如何影响医方对医患关系的看法［J］．北京大学学报（医学版），2009，41（2）：141－143．

［47］杨伟国，王子成．职业发展经济学［M］．上海：复旦大学出版社．2015．

［48］杨宜勇，曾志敏，辛向阳，等．助推国家治理体系现代化 促进均等化 提升获得感：《"十三五"推进基本公共服务均等化规划》专家解读（下）［J］．宏观经济管理，2017（10）：49－54，80．

［49］杨永康，李艳霞．组织认同感与离职倾向关系研究［J］．上海科学管理，2008（3）：53－56．

［50］于倩倩，尹文强，黄冬梅，等．山东省乡村医生组织公平感现状及影响因素分析［J］．中国卫生资源，2017，20（4）：336－340．

［51］袁庆宏，丁刚，李珲．知识型员工职业成长与离职意愿：组织认同和专业认同的调节作用［J］．科学学与科学技术管理，2014，35（1）：155－164．

［52］张斌．构建和谐医患关系的探讨：基于医务社会工作视角［J］．社会科学家，2011（7）：127－129．

［53］张萌，汪胜．医院管理学案例与实训教程［M］．杭州：浙江大学出版社．2017．

［54］张勉，张德．企业雇员离职意向的影响因素：对一些新变量的量化研究［J］．管理评论，2007，19（4）：23－28．

［55］张莎，唐立，张娅玲，等．艾滋病防治医护人员职业倦怠与医患关系调查研究［J］．中国预防医学杂志，2018，19（11）：813－815．

［56］张新庆，王志杰，李红英．全国80家医疗机构工作满意度差异

性分析 [J].中国医院管理，2010，30（4）：34-35.

[57] 张宜民.城市公立医疗机构医生工作满意度、职业倦怠与离职意向关系的模型研究 [D].上海：复旦大学，2011.

[58] 张伶，张正堂：内在激励因素，工作态度与知识员工工作绩效 [J].经济管理，2009（16）.

[59] 赵明，马进.我国公立医院医疗服务收费与医务人员劳动力价值关系研究 [J].价格理论与实践，2009（1）：35-36.

[60] 赵天.中国农村基层医生工作量及其影响因素：基于三省医疗机构调研数据的实证分析 [J].经济评论，2014（1）：12-24.

[61] 曾红颖.我国基本公共服务均等化标准体系及转移支付效果评价 [J].经济研究，2012（6）：20-32，45.

[62] 周黎安.晋升博弈中政府官员的激励与合作：兼论我国地方保护主义和重复建设问题长期存在的原因 [J].经济研究，2004（6）：33-40.

[63] 朱恒鹏.还医生以体面：医疗服务走向市场定价 [J].财贸经济，2010（3）：123-129.

[64] 朱恒鹏.医疗体制弊端与药品定价扭曲 [J].中国社会科学，2007（04）：89-103，206.

英文文献

[1] AHMAD, TANWIR, RIAZ, Adnan. Factors affecting turn-over intentions of doctors in public sector medical colleges and hospitals [J]. Interdisciplinary journal of research in business, 2011, 1 (10): 57-66.

[2] AIKEN, LINDA H. Hospital nurse staffing and patient mortality, nurse burnout, and Job dissatisfaction [J]. JAMA, 2002, 288 (16): 1987.

[3] ARROW K J. Uncertainty and the welfare economics of medical care [J]. The american economic review, 1963, 53 (5): 941-973.

[4] ASHFORTH B E, Johnson S A. which Hat to wear? The relative salience of multiple Identities in organizational contexts [M] // HONG M A, TERRY D J, eds., Social identity processes in organizational context, Philadelphia: Psychology Press, 2001: 31-48.

[5] AYAS N T, BARGER LK, CADE B E, et al. Extended work duration and the risk of self-reported percutaneous onjuries in Interns [J]. Obstetrics &

gynecology, 2007, 109 (9): 1055.

[6] BAMBER E M, LYER V M. Big 5auditors' Professional and organizational identification: consistency or conflict? [J]. Auditing: a journal of practice & theory, 2002, 21 (2): 21 –38.

[7] BEASLEY J W, BENTZION K, SAINFORT FRANÇOIS, et al. Quality of work life of family physicians in Wisconsin's health care organizations: a WReN study. [R]. Wmj official publication of the State Medical Society of Wisconsin, 2004, 103 (7): 51 –5.

[8] BORGATTI S P, CROSS R. A relational view of information seeking and learning in social networks [J]. Management science, 2003, 49 (4): 432 –445.

[9] BROWN H I. Physician demand for leisure: implications for cesarean section rates [J]. Journal of health economics, 1996, 15 (2): 233.

[10] BROWN R R, WEY H, FOLAND K. The relationship among change fatigue, resilience, and job satisfaction of hospital staff nurses: change fatigue [J]. Journal of nursing scholarship, 2018, 50 (3): 306.

[11] BÜSSING, ARNDT, FALKENBERG Z, et al. Work stress associated cool down reactions among nurses and hospital physicians and their relation to burnout symptoms [J]. BMC health services research, 2017, 17 (1): 551.

[12] Chi – Man Yip, Winnie.; Hsiao, William C.; Wen Chen; Hu, Shanlian; Jin Ma and Alan Maynard. "Early appraisal of China's huge and complex health –care reforms." Lancet, 2012, 379 (9818): 833 –842.

[13] DANIEL P. Wages and mobility: the impact of employer – provided training [J]. Journal of labor economics, 1998, 17 (2): 298 –317.

[14] DE J J, BOSMAN H, PETER R, et al. Job strain, effort – reward imbalance and employee well – being: a large – scale cross – sectional study [J]. Social science & medicine, 2000, 50 (9): 1317 –1327.

[15] DERYCKE H, VLERICK P, BURNAY N, et al. Impact of the effort – reward imbalance model on intent to leave among Belgian health care workers: A prospective study [J]. Journal of occupational & organizational psychology, 2011, 83 (4): 879 –893.

[16] DUFFY R D, WILLIAM E. S. Principal self – efficacy: relations

with burnout, job satisfaction and motivation to quit the presence of and search for a calling: connections to career development [J]. Journal of vocational behavior, 2007, 70 (3): 590 – 601.

[17] LKINS G, Cook T, Dove J, et al. Perceived stress among nursing and administration staff related to accreditation [J]. Clinical nursing research, 2010, 19 (4): 376.

[18] LEHR D, KOCH S, HILLERT A. Where is (im) balance? necessity and construction of evaluated cut, ff points for effort – reward imbalance and overcommitment [J]. Journal of occupational & organizational psychology, 2010, 83 (1): 251 – 261.

[19] FEDERICI R A. Principal self – efficacy: relations with burnout, job satisfaction and motivation to quit [J]. Social psychology of education, 2012, 15 (3): 295 – 320.

[20] FREUDENBEGER H J. Staff burnout [J]. Social issues, 1974, 30 (2).

[21] GOEHRING C, GALLACCHI M B, BEAT KÜNZI, et al. Psychosocial and professional characteristics of burnout in Swiss primary care practitioners: a cross – sectional survey [J]. Swiss medical weekly: official journal of the Swiss Society of Infectious Diseases, the Swiss Society of Internal Medicine, the Swiss Society of Pneumology, 2005, 135 (7 – 8): 101 – 108. (Q2)

[22] GREMBOWSKI D, PASCHANE D, DIEHR P. Managed care, physician job satisfaction, and the quality of primary care [J]. Journal general internal medicine, 2005, 20: 271 – 277.

[23] GRISSOM J A, VIANO S L, SELIN J L. Understanding employee turnover in the public sector: insights from research on teacher mobility [J]. Public administration review, 2016, 76 (2): 241 – 251.

[24] HACKMAN J R, OLDHAM G R. Motivation through the design of work: test of a theory [J]. Organizational behavior and human performance. 1976, 16 (2): 250 – 279.

[25] HALL D T, CHANDLER D E. Psychological success: when the career is a calling [J]. Journal of organizational behavior, 2005, 26 (2): 155 – 176.

[26] HAYSE A F, BARON B KENNY B B. Statistical mediation analysis

in the New Millennium ［J］. Communication monographs. 2009（4）

［27］HOCHSCHILD A R. The time bind: when work becomes home and home ecomes work ［M］. New York: Metropolitan Books, 1997. 118 – 121.

［28］IRIE M et al. Effort – reward imbalance and physical health among Japanese workers in a recently downsized corporation ［J］. Int arch occup environ health, 2004, 77: 409 – 417.

［29］MOORE J E. An empirical test of the relationship of causal attribution to work exhaustion consequences ［M］∥ Cureent Topics in management, R. T. G. M. A. Rahim, Editor : JAI Press, Inc. , Stamford, CT, 1998: 49 – 67.

［30］JULIAN GOULD – WILLIAMS. The importance of HR practices and workplace trust in achieving superior performance: a study of public – sector organization ［J］. Human resource management, 2003, 14（1）: 28 – 54.

［31］JULIE RIISE KOLSTAD. How to make rural jobs more attractive to health workers: findings from a discrete choice experiment in Tanzania ［J］. Health economics, 2011, 20（2）: 196 – 211.

［32］KOLTKO – RIVERA M E. Rediscovering the later version of Maslow's hierarchy of needs: self – transcendence and opportunities for theory, research, and unification ［J］. Review of general psychology, 2006, 10（4）: 302 – 317.

［33］KRAMER H C. Incentives for advising ［J］. Academic advising, 1987.

［34］KUSHNIR T, COHEN A H, Kitai E. Continuing medical education and primary physicians' job stress, burnout and dissatisfaction ［J］. Medical education, 2000, 34（6）: 430 – 436.

［35］LEE Y, CAVUSGIL S T. Enhancing alliance performance: the effects of contractual – based versus relational – based governance ［J］. Journal of business research, 2006, 59（8）: 0 – 905.

［36］LEHR D. , KOCH S. , HILLERT A. Where is（Im）balance? necessity and construction of evaluated cut – off points for effort – reward imbalance and overcommitment ［J］. Journal of occupational and organizational psychology, 2010, 83: 251 – 261.

［37］LIAO J, WANG L. Face as a mediator of the relationship between material value and brand consciousness ［J］. Psychology & Marketing, 2010,

26 (11): 987 - 1001.

[38] LILIUS, J M, KANOV J, DUTTON et al. Compassion revealed: what we know about compassion at work (and where we need to know more) [M] // Cameron K., Spreitzer G. Handbook of positive organizational scholarship, new york, NY: Oxford University Press, pp. 273 - 287.

[39] LUM L, KERVIN J, CLARK K, et al. Explaining nursing turnover intent: job satisfaction, pay satisfaction, or organizational commitment? [J]. Journal of organizational behavior, 1998, 19 (3): 305 - 320.

[40] MAKARA - STUDZIŃSKA MARTA, ZAŁUSKI MACIEJ, TYLEC ANETA, et al. Do polish doctors suffer from occupational burnout syndrome? An attempt to find an answer - Pilot study [J]. Annals of agricultural and environmental medicine: AAEM, 2019, 26 (1).

[41] MARINE A RUOTSALAINEN J H, SERRA C, et al. Preventing occupational stress in healthcare workers [M]// The Cochrane Library, John Wiley & Sons, Ltd, 2006.

[42] MASLACH, C, JACHKSON S E. The measurement of experienced burnout [J]. Journal of occupational behavior, 1981, 2: 99 - 113.

[43] MATHIEU C, BABIAK P. Corporate psychopathy and abusive supervision: their influence on employees' job satisfaction and turnover intentions [J]. Personality and individual differences, 2016, 91, 102 - 106.

[44] MCCLAIN D L. Responses to the health and safety risk in the work environment [J]. Academy of management journal, 1995, 38: 1726 - 1743

[45] MCCOY, D, BENNETT S, WITTER S, et al. Salaries and incomes of health workers in sub - Saharan Africa [J] The Lancet, 2008, 371 (9613): 675 - 681.

[46] MCGLONE S J, CHENOWETH I G. Job demands and control as predictors of occupational satisfaction in general practice [J]. The medical journal of Australia, 2001, 175 (2): 88 - 91.

[47] MOWDAY R T, STEER R M, PORTER L. Employer organization linkages [M]. New York: The Psychology of Commitment. Absenieeism and Turnover Academic Press, 1982: 321 - 323.

［48］ PARASURAMAN, S, ALUTTO J A. Sources and outcomes of stress in organizational settings: toward the development of a structural model ［J］. Academy of management journal, 1984, 27 (2): 330 – 350.

［49］ PATHMAN D E, KONRAD T R, WILLIAMS E S, et al. Physician job satisfaction, dissatisfaction, and turnover ［J］. Journal of family practice, 2002, 51 (7) .

［50］ PETER R, SIEGRIST J. Chronic psychosocial stress at work and cardiovascular disease: the role of effort – reward imbalance ［J］. International Journal of Law and Psychiatry, 1999, 22 (5 – 6): 441 – 449.

［51］ PETERS DAVID, CHAKRABOTRY SUBRATA, MAHAPATRA PRASANTA, et al. Job satisfaction and motivation of health workers in public and private sectors: cross – sectional analysis from two Indian states ［J］. Human resources for health, 2010, 8 (1): 27.

［52］ PINES A, ARONSON E. Why managers burnout ［J］. Sales and marketing management, 1989, 141 (2): 34 – 44.

［53］ PRICE, JAMES L. Reflections on the determinants of voluntary turnover ［J］. International journal of manpower, 2001, 22 (7): 600 – 624.

［54］ PUTNAM R D. The prosperous community: social capital and public life ［J］. The American prospect, 1993, 13 (1) : 35 – 42.

［55］ RICE, TOMAS. The physician as the patient' s agent ［M］// JONES The elgar companion to health economics, Edward Elgar, 2006: 261 – 268.

［56］ ROBINSON B E, FLOWERS C, CARROLL J. Work stress and marriage: a theoretical model examining the relationship between workaholism and marital cohesion ［J］. International Journal of Stress Management, 2001, 8 (2): 165 – 175.

［57］ ROSSO B D, DEKAS K H, WRZESNIEWSKI A. On the meaning of work: A theoretical integration and review ［J］. Research in organizational behavior, 2010, 30 (none) .

［58］ SALANCIK G R PFEFFER J A. Social information processing approach to job attitudes and design ［J］. Administrative science quarterly, 1978, 23: 224 – 253.

［59］ SCHNEIDER M, GALLACCHI M B, GOEHRING C, et al. Personal use of medical care and drugs among Swiss primary care physicians ［J］. Swiss medical weekly, 2007, 137 (7 - 8)：121 - 126.

［60］ SCOTT P, COHEN J S. Well - being in residency training：a survey examining resident physician satisfaction both within and outside of residency training and mental health in Alberta ［J］. BMC medical education, 2005, 5 (1).

［61］ SHI L, HUNG L M, SONG K, et al. chinese primary care physicians and work attitudes ［J］. International journal of health services, 2013, 43 (1)：167 - 181.

［62］ SHIELDS M A, WARD M. Improving nurse retention in the National Health Service in England：the impact of job satisfaction on intentions to quit ［J］. Journal of health economics, 2001, 20 (5)：677 - 701.

［63］ SOBEL E. Asymptotic confidence intervals for indirect effects in structural equation models ［J］. Sociological methodology, 1982, 13 (13)：290 - 312.

［64］ SPENCE J T, ROBBINS A S. Workaholism：definition, measurement, and preliminary results. ［J］. J Pers Assess, 1992, 58 (1)：160 - 178.

［65］ SPENCE L J, SCHMIDPETER R, HABISCH A. Assessing social capital：small and medium sized enterprisesin Germany and the U. K. ［J］. Journal of business ethics, 2003, 47 (1)：17 - 29.

［66］ STETS J E, BURKE, P J. Identity theory and social identity theory ［J］. Social psychology quarterly, 2000, 63：224 - 237.

［67］ STOJANOVIC - TASIC M, LATAS M, MILOSEVIC N, et al. Is Balint training associated with the reduced burnout among primary health care doctors? ［J］. Libyan journal of medicine, 2018, 13 (1)：1440123.

［68］ THOMAS W H Ng, Feldman D C. Long work hours：a social identity perspective on meta - Analysis data ［J］. Journal of organizational behavior, 2008, 29 (7)：853 - 880.

［69］ TRAIN K. Discrete choice methods with simulation ［M］. Cambridge：Cambridge University Press, 2003.

［70］ TRYBOU J, GEMMEL P, PAUWELS Y, et al. The impact of organizational support and leader - member exchange on the work related behavior of nursing professionals：the moderating effect of professional and organizational identification ［J］. Journal of advanced nursing, 2014, 70 （2）: 373 – 382.

［71］ TSAI, YAFANG. Relationship between organizational culture, leadership behavior and job satisfaction ［J］. BMC health services research, 2011, （11）.

［72］ TZAFRIR S S, Hareli S. Employees' emotional reactions to promotion decisions: the role of causal attributions and perceptions of justice ［J］. Career development international, 2009, 14 （4）: 351 – 371.

［73］ HELLMAN C M. Understanding employee turnover in the public sector: insights from research on teacher mobility, job Satisfaction and intent to leave ［J］. The journal of social psychology, 1996, 137 （6）: 677 – 689.

［74］ VANAGAS G, BIHARI – AXELSSON S. Interaction among general practitioners age and patient load in the prediction of job strain, decision latitude and perception of job demands. a cross – sectional study ［J］. BMC public health, 2004, 4 （1）.

［75］ WEISS H M, Cropanzano R. An affective events approach to job satisfaction ［M］∥ STAW B M, CUMMINGS, L L. Research in organizational behavior. Vol. 18, Greenwich, CT: JAI Press, 1996: 1 – 74.

［76］ WEISS H M Deconstructing job satisfaction: separating evaluations, beliefs and affective experiences ［J］. Human resource management review, 2002 （12）: 173 – 194.

［77］ WEST C P, DYRBYE L N, ERWIN P J, et al. Interventions to prevent and reduce physician burnout: a systematic review and meta – analysis ［J］. The lancet, 2016, 388 （10057）: 2272 – 2281.

［78］ WESTLUND H. Implications of social capital for business in the knowledge economy: theoretical considerations ［J］. International forum on economic Implication of social capital, Tokyo, Japan, 2003.

［79］ WINDT V D, D. A W M. Occupational risk factors for shoulder pain: a systematic review ［J］. Occupational and environmental medicine, 2000, 57 （7）: 433 – 442.

［80］ WRIGHT T A. The emergence of job satisfaction in organizational behavior A historical overview of the dawn of job attitude research ［J］. Journal of management history, 2006, 12 （3）: 262 – 277.

[81] WRIGHT T A. The role of 'happiness' in organizational research: past, present and future directions [M]//PERREWE P L, GANSTER D C. Research in occupational stress well – being, Amsterdam: JAI Press, 225 – 68.

[82] WU H, LIU L, WANG Y, et al. Factors associated with burnout among Chinese hospital doctors: a cross – sectional study [J]. BMC public health, 2013, 13.

后　记

自 2009 年进入北京大学经济学院攻读博士学位以来，卫生经济学一直是我重点关注的领域。本书是在我 2014 年主持立项的国家社科基金"基本公共服务均等化与农村公立医院医生激励研究"基础上完成。在课题进行中，我努力探寻在国家公共服务均等化背景下，农村医生工作激励受到哪些因素影响？我们又应当如何提高农村医生工作激励？虽然本课题在国家社科基金理论经济学门类立项，但是在具体执行中，要对上述问题进行有针对性的回答，又必须走出书斋，深入田野调查。

课题组与相关专家进行了多次沟通与研讨后，最终确定了相关问卷，并展开课题调研。我们对甘肃、山东、山西、河南、河北等地进行了问卷调研与个案访谈，力争"把论文写在祖国大地上"。在课题推进中，首先需要感谢首都经贸大学经济学院杨春学教授对课题整体思路提供的宝贵意见。感谢北京大学经济学院王曙光教授、中国社会科院经济所姚宇研究员、牛津大学全球健康与发展研究中心 Proochista Ariana 博士、北京师范大学社会发展研究院韩华为副教授、对外经济贸易大学保险学院孙守纪副教授、中央财经大学马克思主义学院肖翔副教授等专家对于本课题研究的启发。在课题推进中，感谢北京农业经济研究中心孙梦洁副处长、北京大学经济与人类发展研究中心甘雪琼同志、灵寿县中医院康雪娜副主任医师、甘肃省中医学院李金娟同志、嘉峪关疾病防控中心李世雄同志等的帮助。山东医科大学马克思主义学院郁辉副教授不仅参与了实际调研，而且在写作过程中还参与了本书第一章与第六章的写作讨论，在此特别感谢。还有大量医疗卫生系统的协助人员，因篇幅所限，不能一一列举，在次一并感谢。首都经济贸易大学刘保丹、李冯杰、卫圆圆、赵梦超等研究生以及复旦大学博士生刘少阳，中央财经大学常小娟、毋娆等研究生在课题的调研、撰写与修改中提供了大量的帮助，在此一并感谢。

在本书即将付梓之际，还要感谢首都经济贸易大学出版基金的支持。首都经济贸易大学出版社赵杰、彭伽佳老师对于书稿出版也付出了极大的

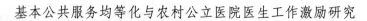

关心与帮助，本书能顺利出版，离不开两位老师的辛苦付出。孩子是我工作的动力，两个女儿肖曦佳、肖曦钰给生活带来欢笑，也是本书写作的源泉。由于时间匆忙，个人能力有限，本书与预期依旧有较大差距，只能有待日后继续努力，弥补遗憾。

董香书

2021 年 10 月 25 日